南少林骨伤流派传承工作室系列丛书

南少林养生疗法

主编 李楠

U0307604

全国百佳图书出版单位
中国中医药出版社
·北京·

图书在版编目（CIP）数据

南少林养生疗法/李楠主编 . —北京：中国中医药出版社，2022.7

（南少林骨伤流派传承工作室系列丛书）

ISBN 978 – 7 – 5132 – 7488 – 3

Ⅰ. ①南… Ⅱ. ①李… Ⅲ. ①少林武术 – 养生（中医） Ⅳ. ①G852②R212

中国版本图书馆 CIP 数据核字（2022）第 039225 号

中国中医药出版社出版

北京经济技术开发区科创十三街 31 号院二区 8 号楼

邮政编码 100176

传真 010 – 64405721

河北品睿印刷有限公司印刷

各地新华书店经销

开本 787 × 1092 1/16 印张 13 字数 217 千字

2022 年 7 月第 1 版 2022 年 7 月第 1 次印刷

书号 ISBN 978 – 7 – 5132 – 7488 – 3

定价 59.00 元

网址 www.cptcm.com

服 务 热 线 010 – 64405510

购 书 热 线 010 – 89535836

维 权 打 假 010 – 64405753

微信服务号 zgzyycbs

微商城网址 https://kdt.im/LIdUGr

官 方 微 博 http://e.weibo.com/cptcm

天猫旗舰店网址 https://zgzyycbs.tmall.com

如有印装质量问题请与本社出版部联系（010 – 64405510）

《南少林养生疗法》
编委会

主　　编　李　楠

副 主 编　鄢行辉　邓月娥　刘俊宁

编　　委（按姓氏笔画排序）

王　嵘　牛素生　朱　宏　刘　宇

李　翔　张　燕　陈　鹏　陈玉鹏

林　秋　林　辉　林庆宾　易红梅

段廷进　洪振强　黄远鹏

中医骨伤科学是在中医学理论指导下，研究人体运动系统损伤与疾病的预防、诊断、治疗及康复的一门学科。中医骨伤科在古代属于"疡医"范畴，又称"正骨""伤科"等，是中医学重要组成部分。中医骨伤科历史悠久，源远流长，其中少林学派尤具特色，富有传奇，明清时期达到巅峰，出版了《救伤秘旨》《少林寺秘方铜人簿》《少林寺伤科秘方》《少林真传伤科秘方》等大量著作。清代福建少林寺颇具规模，名闻天下，因地处南方，故相对于北方的嵩山少林寺，人们习惯上称其为"南少林"。近代南少林骨伤流派出现福州林如高、漳州章宝春、泉州庄子深、龙岩余添辉等一批名家，在海内外骨伤界产生较大影响。2012 年 12 月，"南少林骨伤学术流派"被国家中医药管理局列入第一批全国中医学术流派传承工作室建设单位。

1975 年，罗瑞卿将军来福州请南少林骨伤奇人林如高老中医治疗腿伤，效果良好。周恩来总理得知罗将军治病情况后，立即指示："把他的医疗经验整理出来，留给后代，为人民服务。"习近平同志非常重视林如高老中医的学术传承，曾指示："继承和发扬林如高先生的高尚医德和传统正骨经验，为广大人民群众服务。"20 世纪 70 年代，福建中医学院张安桢、王和鸣等相继师从林如高老中医，学习与整理林氏南少林骨伤科经验，深得其精髓，配合林如高先生的儿子林子顺医师等先后编写了《林如高正骨经验》《林如高正骨经验荟萃》《林如高骨伤验方集》等多部著作。2011 年 5 月，福建省福州市"林氏骨伤疗法"列入国务院公布的第三批国家级非物质文化遗产名录。

2013 年 8 月，南少林骨伤流派传承工作室建设项目启动会在福建中医药大学附属康复医院召开，本流派主要传承人参加了此次会议。在会议上大家对本流派基本脉络进行了梳理，将"禅""医""武"结合的南少林理筋整脊手法、骨伤秘方验案、针刺疗法、推拿康复疗法、点穴疗法及养生疗法作为学术传承的主要项目。

中医骨伤科治疗原则强调内外兼治：理筋整脊手法、针刺疗法、推拿康复疗法、点穴疗法属外治法；骨伤秘方验案、养生疗法除使用少量外用制剂外，多运用内治秘验方治疗。继《南少林理筋整脊手法图谱》《南少林骨伤秘方验案》于2015年由中国中医药出版社出版后，其姐妹篇《南少林养生疗法》亦将付梓，在此向给予本书支持和帮助的各位专家表示真诚的谢意。

《南少林养生疗法》由福建中医药大学李楠教授任主编，李教授学识渊博，临床医疗经验丰富，尤其在养生疗法方面有独到的观点，此书的出版对弘扬南少林特色疗法将起推动作用，并将造福人民大众。

由于参与编写《南少林养生疗法》的编者较多，各位参编者写作风格不一，广度与深度有限，内容恐有疏漏或不足之处，恳请读者不吝赐教，以便完善。

南少林骨伤流派传承工作室

王和鸣全国名老中医专家传承工作室

2022 年 2 月 20 日

目录

第一章

养生理论

第一节 "禅"与养生

禅宗是佛教在中国传播发展所形成的八大宗派之一,主张修习禅定,故名。禅宗的形成是佛教中国化、平民化的过程,是极具中国特色和在中国创立与发展的佛教宗派。也可以说"禅"伴随着中国传统文化思想的发展和不断融入而逐渐完善与提高,于佛教而言"禅"是其特质之一。传说禅宗创始人为菩提达摩,下传慧可、僧璨、道信,至五祖弘忍下分为南宗慧能、北宗神秀,相传南少林是由禅宗六祖慧能所创。

"禅"从字面来理解,有"思维修"或"静虑"之意,其要求修习者保持精神思维的清净和专一,并由此发挥想象以认识事物的本质。"禅"初传入中国时是以其宗教哲学为主体,宣扬的多为客观唯心主义。随着道家的自然主义思想及儒家孔孟之道的融入与发展,最终形成了具有中国特色的佛教文化。如禅宗所论述的"无所求行"实际上是融合了道家的"无为"思想,禅宗六祖慧能禅师以修身养性为中心的宗教哲学和儒家的"性善说""性恶说"等观点具有一致性。"世间法则佛法,佛法则世间法""平常心是道""随所住处恒安乐",其包含以自然、宽容的心看待世间万物,并时刻自我反省的观点,世间万物存在自然的联系,与中医学的自然观、整体观等一致。王阳明指出:"夫禅之学与圣人之学,皆求尽其心也,亦相去毫厘尔。"

"禅定"是南少林修习的重要法门之一,定则心安,定则阴阳调和,定则气血通畅,定则心神得养。"禅定"是一重要的养神过程,通过静以排除忧思悲恐等不良情绪而调畅情志,通过静以放松身体而使经络畅通,最终排除不良刺激,身心共养。极具中国特色的禅宗所修之"禅"亦非单指修心养性而言,而是心身同修,在禅宗思想的指导下进行相应的武术功法修炼可使机体强劲,从而强身防病和治疗某些疾患,保持身心的康健。禅宗认为"佛法无用功处,只是平常无事,屙屎送尿、着衣吃饭、困来即卧""搬柴运水,无非妙道;锄田种地,总是禅机"。其意为"禅"的修习应伴随生活各处,但应万事有度,戒律加持,其戒律随着禅宗的发展而不断调适和完善,融汇着具有中国特色的养生和防治疾患的法门，如强调食物的洁净、饮食的平和、倡导管住口食之欲，以及在防治疾患过程中各种道地药材的融入，推动着特色食疗防治疾患的发展。

南少林骨伤科流派是祖国医学宝库的瑰宝，其伴随着中国古代哲学思想、传统文化、习俗等的不断发展而发展，在漫长的历史长河中，禅宗作为具有众多信徒的中国佛教宗派和南少林骨伤科医学不断交融，从而对人们的身心健康和防治疾患产生积极的影响。

第二节　养生的概念及意义

养生有着悠久的历史和深厚的文化积淀。随着经济的发展，生活水平的提高，人们对健康的需求和生活品质的追求不断提高，养生日益受到重视。养生是指合理运用养精神、调饮食、练形体、适寒温等方法，通过长期、持之以恒的修习，以达到养身心、防疾病、保健康、延寿命的目的。简而言之，所有促进健康、提高生活品质、延长寿命的活动都是养生活动。中医养生主张养性修身，"预防"和"养正"贯穿于养生思想的整个过程中，提倡防病重于治病，其是在中医学理论的指导下，根据生命发展的规律，探索和研究中国历代心理、生理保健，以及增强体质、预防疾病、延长寿命的方法及措施。

中医学理论认为，百病起于过用与不调，疾患的产生不是一朝一夕，而是经年累月累积的结果，好的生活习惯和正确的养生方法可以将众多疾病扼杀在摇篮之中。骨伤科各类痹证、痿证等常见疾患，与饮食、运动、起居、情志等因素有着极为密切的关系。疾，如箭矢，来得快，去得也快，如软组织扭挫伤等；而病，如江河泥沙之淤积，百十年后，方成巨患，如颈椎病、退行性骨关节病等。病患已成则迁延难愈，甚至终身不愈，而中医不治已病治未病，正确的养生方法即可釜底抽薪，杜绝病成。养生是对前人各种葆养生命方法的总结，是中医学文化的重要组成部分，可将人之精气神调衡并保持饱满的状态，从而使人体身心俱健，祛邪于外，偶染小疾，几可自愈。

第三节　养生的原则

养生的原则是指实施养生活动时所必须遵循的总的法则。中医养生学是伴随中华传统文化的繁荣而发生发展起来的，所以中医养生思想中有着深邃的传统文化烙印。我们的祖先在长期保持健康和防治疾患的实践活动中，不断地发现和总结人体生命活动的现象和生理规律，探索和总结疾患的预防及诊疗经验，凝练人体衰老的自然规律及原因，并与中国古代哲学和传统文化交融，逐渐形成了一系列的养生原则。随着社会和科技的发展，人们对人体生理变化规律的认识和疾患的产生及防治方法日益精深，中医养生的原则也不断得到完善和充实，从而更加符合现代养生。合理正确的养生原则对于养生方法的制订、运用及其发展创新，都有重要的指导意义。

一、天人相应

中医学基本理论强调整体观念，重视"天人合一"，《素问·宝命全形论》曰："人以天地之气生，四时之法成。"人是自然界和社会的一部分，特别强调人和自然环境、社会环境的协调，讲究体内气机升降顺应自然社会环境的变化。影响健康和疾病的因素，不仅有生物因素，自然和社会因素亦为其重要影响要素。

人的生命活动与自然界变化息息相关。《灵枢·邪客》载有"人与天地相应"。自然界中，存在着以寒暑变换、四季轮回、昼夜更替为标志的节律性、周期性变化，并由此产生了气候、物候以及地域变化所呈现的生长化收藏的规律等。作为自然的一部分，人类在长期的繁衍过程中，形成了顺应自然的生理节律，具备了通过自我调适以适应外界变化的能力，故人体脏腑阴阳偶有失和之时，及时予以调整，亦可纠正其偏差。基于此特点，人若顺应自然而摄生，机体各生理功能便可循其常性，节律稳定而有序，机体则处于阴阳平衡调和的健康状态；如若悖逆自然之气，则各生理功能节律紊乱，自我调适能力减弱，适应外界变化和防御抗邪的能力减弱，而易罹患疾病。如《素问·四气调神大论》曰："故阴阳四时者，万物之终始也，死生之本也，逆之则灾害生，从之则苛疾不起，是谓得道。"所以，顺应自然，天人相应是中医养生学的重要原则之一。养生应顺应自然，要求人们在掌握自然变化规律的基础上，主动采取各种综合措施来顺应其改变，使人体生理活动与自然变化节律保持同步，保持机体内外环境的协调统一，以保持体内阴阳二气平衡协调，脏腑之气充盛。《素问·四气调神大论》指出："夫四时阴阳者，万物之根本也，所以圣人春夏养阳，秋冬养阴，以从其根，故与万物沉浮于生长之门。"此即为根据四季变化以调养形神的原则与方法。

二、葆精固本

《素问·金匮真言论》曰："夫精者，身之本也。"精包括先天之精和后天之精。人之始生，禀精血以成，借阴阳而赋命。禀受于父母，充实于水谷之精，而归藏于肾者，谓之先天之精，即狭义之精，肾藏之精以及生殖之精，是促进人体生长、发育和生殖功能的基本物质；由饮食化生之精，称为水谷之精。水谷之精输布五脏六腑等组织器官，便称为五脏六腑之精。泛指之精又称为广义之精，泛指构成人体和维持生命活动的精微物质，包括精、血、津、液在内。总之，精是构成人体和维持人体生命活动的有形精微物质，是生命之源，具有促进生长发育和生殖繁衍、生髓化血、濡养脏腑、抗御外邪等作用，在人体生命活动中居于重要地位。《素问·金匮真言论》曰："故藏于精者，春不病温。"历代医家将精、气、神合称为人身之三宝，故在中医养生中重视保养精气以固先天之本。《类经·摄生类》明确指出："善养生者，必宝其精，精盈则气盛，气盛则神全，神全则身健，身健则病少，神气坚强，老而益壮，皆本乎精也。"故要达到葆精固本的目的，必须抓住两个关键环节。其一为节欲，如《备急千金要方·养性》曰："精竭则身惫。故欲不节则精耗，精耗则气衰，气衰则病至，病至则身危。"所谓节欲，是指对于男女间性欲要有节制，男女之欲是正常生理要求，欲不可绝，亦不能禁，但要注意适度，不使太过，做到既不绝对禁欲，也不纵欲过度，即是节欲的真正含义。节欲可防止阴精的过分泄漏，保持精盈充盛，有利于身心健康。在中医养生法中，如房事保健、气功、导引等，均有节欲葆精的具体措施，也即是这一养生原则的具体体现。其二为葆精，此指广义的精而言，精禀于先天，又赖后天水谷精气的充养，藏于五脏。若后天充盛，五脏安和，则精得所养，故葆精即是通过养五脏以不使其过伤，调情志以不使其过极，忌劳伤以不使其过耗，来达到养精葆精的目的，即"志闲而少欲，心安而不惧，形劳而不倦"（《素问·上古天真论》）。简而言之，避免精气过度伤耗，即可葆精。在中医传统养生法中，调摄情志、顺应四时、起居有节等诸法中，均贯彻了这一养生原则。

三、保气养神

"气者，人之根本也"（《难经·八难》）。气是构成人体的最基本物质，气既是维持人的生命活力的物质，又是人体各脏腑器官活动的动力。依气的来源作标准主要有五种：其一是元气，是人体中最基本、主要之气，乃由肾中精气、脾胃水谷之气及肺中清气所组成，分布于全身各处；其二为宗气，出清气及谷气相合而成，以贯心脉而司呼吸；其三为营气，谷气之精专部分，旨在化生血液、营养全身；其四为卫气，水谷之悍气也，所以温分肉、充皮肤、肥腠理、司开阖；其五为脏腑经络之气，和全身的气一样，是精气、清气、水谷之气经肺、脾、肾共同的作用而化生，可转化为推动和维持脏腑经络进行生理活动的能量，并可更新充实脏腑经络的组织结构，生成五脏六腑之精而贮存。气的作用：一是推动作用，其为气血运行的动力，推动经气、血液的循行；二是气化作用，气是气化的物质承担者、气化的根源，气化是物质和能量转化的过程，气作为新陈代谢的动力，可以推动人体的生长发育，并维持机体各脏腑组织器官的功能活动；三是温煦作用，气是人体热量的来源，人体能维持正常的体温，与气的温煦作用密切相关；四是固摄作用，指气对血、精、津液等液态物质具有防止其无故流失的作用；五是防御作用，气具有抵御邪气的作用，气既可以护卫肌表，防止外邪入侵，亦可与邪气斗争，将之驱除出机体。养气主要有两个方面，一是保养元气，二是调畅气机。元气充足，则生命有活力，气机通畅，则机体康健。

保养正气，应顺四时、慎起居，则可使阳气得以保护，不致耗伤。即"苍天之气，清静则志意治，顺之则阳气固，虽有贼邪，弗能害也。此因时之序"（《素问·生气通天论》）。保养正气，以培补后天、固护先天为基本要素。培补后天脾胃，使水谷精微充盛，以保气之充盈。而节欲固精，避免过劳耗伤，则是固护先天之气的基本措施。先天、后天之气充足，则正气得养。情志的调节亦可避免正气的耗伤，省言语可使气不过散。气机不畅是脏腑发病的一个重要原因，故有"百病生于气"之说。气的升降出入运动调畅平衡，脏腑、经络等组织器官的生理活动才能正常。通过调节情志、活动筋骨可激发经气和畅通经络，从而促进气血周流，起到濡养全身脏腑经络的作用，以旺盛机体新陈代谢。在历代诸多养生方法中，都将养气作为基本原则之一，并据此选择方法实施。

养气必先安神，人的生命活动是以神（意识）作为主宰的。养神，即身体与心理处于平静状态，静心守神，来恢复精神和体力。气血是化生精神的物质基础，静默久可培养气之潜力，则心神得养，心气自足。"恬惔虚无，真气从之，精神内守，病安从来。"（《素问·上古天真论》）即强调了清静养神的保健养生意义。在机体新陈代谢过程中，神调节着人体的各种生理功能，故神极易耗损。"神太用则劳，其藏在心，静以养之。"（《素问病机气宜保命集》）所谓"神太用则劳"，用神但不宜过度耗神；所谓"静以养之"，主要是指通过静而养神。"静则神藏，躁则消亡。"（《素问·痹论》）静则神内藏而不用，有助于神气的潜藏内守。反之，神气的躁动、过用往往容易导致耗伤，会使身体健康受到影响。总之，清静养生对于保健养生具有重要的意义，正如《素问·上古天真论》中所强调的"精神内守，病安从来"。

四、注重形体

人之形，身之体，谓之形体，即脏腑身形。广义的形体，泛指人体的身形和体质。狭义的形体，指脉、筋、肌肉、皮肤、骨五种组织结构，称为五体。形体为生命的基础，形具而神生，五脏及其所藏的精气是机体活动的物质基础；五体既与脏腑经络的功能状态密切相关，又与五脏有着特定的联系。五体与五脏这种对应关系称为"五脏所主"。所谓："五脏所主，心主脉，肺主皮，肝主筋，脾主肉，肾主骨"（《素问·宣明五气》）。"七八，肝气衰，筋不能动，天癸竭，精少，肾脏衰，形体皆极。""形体不敝，精神不散，亦可以百数。"（《素问·上古天真论》）可见，形体的状态是人体脏腑经络气血功能情况的外在映像，犹枝叶之与根本。总之，形体既反映着机体的功能状态，又为确立准确的养生方法及措施提供方向和依据。

五、持之以恒

恒，就是持久、经常之意。养生保健不仅要有适合个体的方法，而且要坚持不懈地努力，才能不断改善体质。健康长寿并非一朝一夕或通过一功一法就能实现，只有持之以恒地进行调摄，才能达到保持身体健康的目的。养生要贯穿一生，方法需科学专业化，养生措施应生活化。刘完素在《素问病机气宜保命集》中指出："人欲抗御早衰，尽终天年，应从小入手，苟能注重摄养，可收防微杜渐之功。"张景岳曰："人于中年左右，当大为修理一番，则再振根基，尚余强半。"可见，养生应贯穿一生，通过后天的调养以不断地充盛机体，保持其动态平衡。日常生活处处与养生相关，只有把养生保健的思想深深扎根于生活之中，持之以恒，才可做到防病健身，祛病延年，提高健康水平。

六、辨证施养

我国历代医家均认为养生要因时、因地、因人制宜。审证求因，辨证施养，方法多样及全面且有重点地进行养生，才能取得良好的效果。由于体质、年龄以及地域等的不同，应根据机体的具体情况有针对性地制订养生调摄计划，有的放矢地进行养生。整体观是中医学的重要思想，故养生方法应融入日常生活中，如作、息、坐、卧、衣、食、住、行等方面，必须符合人体生理特点、自然和社会的规律，才能更有效地满足需要，达到养生之目的。如"春捂秋冻，不生杂病"的养生民谚，运用时就要注意"三因制宜"。从时节上来讲，"春捂"主要在早春，一定要过"倒春寒"，等气候基本稳定之后才能渐次减衣；而"秋冻"则在仲秋，进入晚秋，则应当及时添衣。就地域而言，北方应延长"春捂"的时间，并缩短"秋冻"的时间，而南方则恰恰相反。就人体而论，上述内容只针对青壮年和无病之人，对老人、小孩和患有某些疾患的患者不能一概而论，且需加强"春捂"，不可过早减衣；在晚秋时，则要尽快添衣，否则就容易生病或使疾病加重。总之，养生除了讲求"天时、地利、人和"之外，还要进行辨证，若不问阴阳表里、寒热虚实，养生方法通篇一律，定会出现违背自然规律之处，使机体受到损害而产生疾患。

七、综合养生

中医学的整体观念贯穿于养生的始终，万物时空为一有机整体，任何一个环节出现问题，都会影响整体生命活动的正常进行。综合养生，即对机体进行全面调养，使机体内外协调，适应自然变化，增强抗病能力，达到人与自然、体内脏腑气血阴阳的平衡统一，身体健康。"凡养生者，欲令多闻而贵要，博闻而择善，偏修一事，不足必赖也。"（《太平御览·方术部·养生》）故养生应综合各种方法，动静结合、劳逸结合、补泻结合、形神共养，从全局着眼，同时关注局部，进行全面而有重点的调理保养，才能使机体内外协调，适应自然变化，增强抗病能力。如方法过偏、失度则失去了养生的意义，不但无益，反而有害，虽有延年益寿的愿望，也很难达到预期目的。养生应按照生命活动的自然规律，综合有度、全面协调、持之以恒地进行调养，才能达到"尽终其天年"的目的。

第四节　养生的基本观点

中医养生理论认为，中医养生应关注发挥个体的主观能动性，提高相关人群的主观能动性，从而达到祛病延年、健康长寿之目的。客观因素常常作为养生活动的基础条件和重要的影响因素，故在发挥主观能动性的基础上，应正视中医养生的客观因素。基于此，全面的中医养生观点可大致分为自然观、预防观、精神观、整体观、运动观和食疗观。

一、自然观

人生活于自然界中，人体需顺应自然规律变化，效法自然界四时阴阳消长变化来调摄，做到天人合一，才能维持生命活动的正常。根据四时和节气的不同，遵循春生、夏长、秋收、冬藏的理论观点，运用春夏养阳、秋冬养阴的方法。按四时之不同，养形调神。如春天"夜卧早起，广步于庭"；夏天"夜卧早起，无厌于日"；秋天"早卧早起，与鸡俱兴"；冬天"早卧晚起，必待日光"。此即以自然之道，养自然之生，使人体循自然之道，顺应四时之气。

二、预防观

中国的古典哲学中有"居安思危、防微杜渐"的思想，其贯穿于中医养生的全程，发挥着中医养生的特色和优势，即未病先防、已病防变、未老先养。《黄帝内经》提出了"上工治未病"的观点，"圣人不治已病治未病，不治已乱治未乱，此之谓也。夫病已成而后药之，乱已成而后治之，譬犹渴而穿井，斗而铸锥，不亦晚乎！"虚邪贼风，避之有时；恬惔虚无，真气从之，精神内守，病安从来！外避六淫邪气，内缓情志变动，达到未病先防的目的。养生思想应贯穿于生命的全过程，在机体尚处于健康或亚健康状态时，亦应采取养生的方法以保持身心的康健，以延缓衰老和防病于未然。总之，预防观的实质是"保持身心健康"。

三、精神观

人的健康与否不仅是身体的康健，精神心理亦为重要的组成部分。心理与生理必须协调一致，才能身心共健。《素问·移精变气论》指出"得神者昌，失神者亡"，只有"形与神俱"，人才可"尽其天年"。《素问·痹论》曰"阴气者，静则神藏，躁则消亡"，人的精神情绪平稳，藏守于形体，其脏腑功能才能处于协调平衡的状态，保持正气充沛，维持人体的健康。若情绪波动起伏较大，时时亢奋躁动不安，精神就会因之而离散，神不守舍，无法控制形体。基于此，《素问·上古天真论》有"恬惔虚无，真气从之，精神内守，病安从来"，以及"志闲而少欲，心安而不惧"等观点，指出了心神平稳内敛对身体康健的重要性。《素问·阴阳应象大论》指出："是以圣人为无为之事，乐恬惔之能，从欲快志于虚无之守，故寿命无穷，与天地终，此圣人之治身也。"其亦说明了人的神志活动对于身体健康的重要性。人只有保持精神情志的稳定，昂扬向上，才能阴阳平和、气血充沛，保持形体和精神心理的协调健康。

四、整体观

整体观即天人相应、形神兼具。中医养生理论既讲究体内气机升降的协调、阴阳的平衡、脏腑的和顺、气血的充盈、经络的畅通、形神的统一，又特别强调人与自然、人与社会的和谐。人要保持健康，需增强适应和对抗不利因素的能力，还要具备积极有效利用相关因素的能力，化不利为有利，顺势而为。人体养生也离不开协调平衡的宗旨，注重协调平衡，才能保持形体与精神的健康。如果出现一方偏衰，或一方偏亢，平衡失调，就会使人体正常的生理功能紊乱，出现病理状态。总之，人是一个统一的有机体，无论哪一个环节发生了障碍，都会影响整体生命活动的正常进行。所以，养生必须从整体全局着眼，注意到生命活动的各个环节，全面考虑、综合调养，要做到养宜适度，养勿过偏，审因辨证施养。

五、运动观

"流水不腐，户枢不蠹""能动能静，解以长生。"生命在于运动，因为运动是生命存在的重要特征之一，人体的每一个组成部分无时无刻不在运动着。只有保持经常运动，才能增进健康，预防疾病，以达到延年益寿的目的。但世间万物均存在一定的度，需动静有常、和谐适度，若是运动过度，必然使机体受到伤害。运动环境在人体进行锻炼的过程中亦有重要的意义，如温度、湿度、自然环境、运动场地设施等均对人体健康具有重要的影响。只有保持适当的运动，采用合理的方法以及在恰当的外界环境中进行锻炼，才能保持人体的健康长寿。

六、食疗观

民以食为天。提倡"饮食有节"，维护脾胃，保证后天之源。元气为生命活动的后天基础，元气的盛衰影响着人体的生老病死。元气由脾胃产生，脾胃的强弱取决于元气的盛衰。故历代医家多注重保养元气，健运脾胃。如"饮食自倍，肠胃乃伤"，伤则化源不足，元气受损，易生百病。脾胃为后天之本，气血生化之源，应时时顾护，膏粱厚味虽味美在口，而实伤脾胃，反使形气衰惫，加速衰老。应调和五味，切忌饮食偏嗜，以免伤及脾胃和元气。正如前人所说"毒药攻邪，五谷为养，五果为助，五畜为益，五菜为充。气味合而服之，以补精益气""是故谨和五味，骨正筋柔，气血以流，腠理以密。如是则骨气以精，谨道如法，长有天命"。

第五节 养生的方法

中医养生是以中华传统文化为主体背景而发生发展起来的，所以中国传统文化也深深存在于中医养生思想中，并指导着中医养生的理论和实践。辨证论治是中医学主要特点之一，辨证观点亦贯穿于中医养生的整个过程中。人的身体状况、社会背景、地区环境、节气等影响因素不同，所采用的养生方法也不完全相同。总体来说，中医的养生方法大致可包括养精神、护形体、节嗜欲、和情志、调饮食等。

一、养精神

"药补不如食补，食补不如心补。"调神养生法即为心补。在整体观念和辨证思想的指导下，通过怡养心神、调摄情志、调剂生活等方法，保护和增强人的心理健康达到形神高度统一，以提高健康水平。所谓"健康"，不仅是没有身体不适和疾病，还要有良好的精神状态以及自然和社会的适应能力。精神乐观，则气舒神旺；精神压抑，则气结神颓；喜怒不节，则耗神伤气。故清心寡欲可使心气平和、血脉流畅、精神安定，虽有大惊猝恐而不能为害。调神养生之法，可通过如参禅入定、弦歌自娱以及山野探幽等措施，以达到气度从容、心思安定以及志闲少欲的实际效果，使心安而不乱，从而使精神得到很好的调控。

二、护形体

人体由五脏六腑、四肢百骸、五官九窍、皮肉筋骨等组成，它们各司其职，各有其独特的生理功能。通过经络的联系作用，这些功能相互配合、相互协调，从而使人体形成一个有机的整体。经络与疾病的发生、传变有着密切的关系，经络不仅是外邪由表入里的传变途径，也是内脏之间、内脏与体表组织间病变相互影响的途径。可见好的形体不仅是整个机体健康的表现，也是养生过程中对养生方法的选择和有的放矢进行有效养生的重要依据。此外，爱美之心人皆有之，好的形体可以使人心身愉悦，从而可达到形与神俱佳的健康状态。

三、节嗜欲

节嗜欲，乃治身之本。欲，即人欲、欲望，它既包括物欲、食欲、情欲，还包括利欲、权势欲等。《黄帝内经》即提出"节嗜欲"的观点，认为纵欲会伤身害德，从而影响人的心理和生理健康，提出了修身、养性、节欲等健康生存之道。要做到节嗜欲，其根本是贵知足，正如《素问·上古天真论》中所说"以恬愉为务，以自得为功"，即告诫我们不要贪求无度而应各安于本位。其中"知足"不是指不思进取、消极无为之义，而是无论处在何种环境之中，都能使自己的心理处于相对舒畅的平衡状态。正所谓"佳肴与美酒，均为腐肠膏；艳声与丽色，乃是伐命刀"，只有做到万事有度，才能达到心身的平和安康。

四、和情志

情志是对客观事物的不同反应，其包括七情（喜、怒、忧、思、悲、恐、惊）和五志（怒、喜、思、悲、恐），情志活动必须以五脏的精气为物质基础。"怒则气上，喜则气缓，悲则气消，恐则气下……惊则气乱……思则气结。"（《素问·举痛论》）不同的情志活动，可对人体的气机造成不同的影响，甚至引起气机运行紊乱。"气为血之帅，血为气之母。"当气机循行失常，无力推动血液的运行和津液的运化，使得血行不畅（血瘀），津液阻滞（湿阻）等，进而产生一系列病理产物，这些病理产物亦会加重气机的运行障碍，形成恶性循环，病情日重。再者，气机的紊乱可导致脏腑失调，各种不同性质的情志致病因素可直接损伤相应的脏腑，导致脏腑生理功能失常。情志致病的模式基本可以概括为情志刺激致气机紊乱，伤及心、肝、脾、肺、肾等脏腑，使脏腑功能失调从而导致疾病的产生和发展。在疾病的产生和传变发展过程中，情志致病是重要的影响因素之一。

范仲淹所说"不以物喜，不以己悲"，以及《养性延命录》中"喜怒无常，过之为害"，均阐述了情志养生的重要意义。情志的不悦可导致很多疾病，如七情太过，可导致神经系统的失调，引起各种神经官能症（如神经衰弱等）。尤其要注意的是，消化系统对情志变化的反应也相当敏感。有研究表明，因情绪不良而致消化系统功能紊乱者（如慢性胃炎及消化性溃疡等）占其总发病率的70%~80%。在情志养神过程中，应通过养神、调节排解情绪、宽大胸怀、发展兴趣等方法进行养生。"恬恢虚无，真气从之，精神内守，病安从来"（《素问·上古天真论》）强调静心安神的重要性，只有静心安神，才能保证情志活动的相对平稳，减少其对心身的有害影响。"古之治病，惟其移精变气，可祝由而已。"（《素问·移精变气论》）其中移精，就是指转移人的精神、意志、注意力等；变气，指通过移精，以充利气血、调整气机。即要排解调节不良情绪，以使气机畅通，气血充盈滑利，从而使身体康健。总之，在生活中对事物的发生和发展要有健全的认识，对自己有正确、客观的定位和评价，亦要正确客观地认识和评价他人。

生活中应避免不良刺激：首先，要尽量避免外界环境的不良刺激对人体的影响。优美的自然环境、良好的社会环境、和睦的家庭氛围等均有利于情志的平衡和谐。鉴于此，我们要积极创建良好的环境和氛围，尽量避免那些来自自然环境、社会环境以及家庭因素等方面的不良刺激。其次，要积极地治疗躯体性疾患，防止内源性因素的不良刺激。躯体疾患不仅给患者造成身体上的痛苦，内源性刺激还可产生异常的情志变化，重病或久病常易造成患者的精神负担，加重病情，影响身心康复。但现实生活中各种刺激是客观存在的，过激、过久的情志刺激，只有在超越人的心理调节范围时才能成为致病因素。"志意和则精神专直，魂魄不散，悔怒不起，五脏不受邪矣。"（《灵枢·本脏》）具体言之，"志意和"与人群中个体的气质、性别、年龄、经历、文化思想修养等密切相关，主要表现在对情志致病的耐受性、敏感性、易发生性等方面的个体差异。鉴于此，现实生活中要善于通过养生活动进行自我心理调摄，通过经验认识、环境变换及思想活动过程来转移情绪情感反应，消除其不良刺激，保持良好的心境。

五、调饮食

调饮食是指注意饮食宜忌，合理地摄取食物，以增进健康、益寿延年的养生方法。饮食养生的原则是饮食均衡，不可偏嗜，因时、因地、因人制宜。通俗来讲，就是什么都吃，但要适可而止。饮食调摄要重视饮食的质与量的合理调配，需做到饥饱适宜，因人而异，寒温得宜。首先应克服饮食偏嗜，"食物无务于多，贵在能节，所以保和而遂颐养也"；其次要寒热适度，"饮温暖而戒寒凉"。脾胃为后天之本、气血生化之源，应重视调理脾胃，膏粱厚味虽味美，但实伤脾胃，反损伤形气，加速衰老。"由饮食以资气，生气以益精，生精以养气，气足以生神，神足以全身""四脏之气皆禀于脾，四时以胃气为本。"（《遵生八笺》）明确指出饮食不仅是人类生存最基本的需求，更为防病养生、延年益寿之根本。《遵生八笺》一书中还明确指出了饮食选择的准则及方法，"凡食，先欲得食热食，次食温暖食，次冷食。凡食欲得恒温暖，宜入易消，胜于习冷。"即熟食优于生食，饮食宜少，勿要不饥强食、不渴强饮，应先饥而食，食不过饱；先渴而饮，饮不过多。张景岳认为"凡治病养生者，又当于素案中，察其嗜好偏盛之弊"；饮食不节，饥饱无度皆能伤人，要防病养生，必须做到"饥时不可临病，不可劳形，不可受寒，不可任性，不可伤精，不可酬应"；酒有散塞滞、通经络、行血脉、温脾胃之功，过量则伤脾败胃。

第二章

调神养生

第一节　清静养神

清静养神即以养神为目的，以清静为大法。只有保持清静，神气方可内守。清静养神法蕴含着深厚的哲学思想，是养生过程中以静养生观点的核心。清静养神在传统养生法中具有举足轻重的地位。

清静是养生的根本，是中国古典哲学的重要思想之一。清静是指思想上纯洁安静、情绪乐观、精神安谧、内无杂念。凝神敛思是保持清静的重要方法，可专心致志、精神静谧、驱散烦忧、排除杂念。既有利于学习和工作，也有利于神经系统的恢复与生理功能的调节，以减少疾患的产生。先秦时期的老庄哲学中就有清静养神观点的论述，在后世的发展过程中不断充实。"清静为天下正。"(《道德经》)"道常无欲，乐清静，故令天地常正。"(《老子想尔注》)其意为宇宙万物虽然复杂变化万端，但最终复归于寂静虚无的本初。"致虚极，万物并作吾以观其复，夫物芸芸，各归其根，归其根静，静曰复命。"(《道德经》)清静养生是身体保持康健状态，拒病于外之首务，历代养生相关记载中均对其有所论述。如"纯粹而不杂，静一而不变，淡而无为，动而天行，此养生(神)之道也。"(《庄子》)"养静为摄生首务。"(《养生随笔》)喜怒哀乐伴随着人们的日常生活，但终归于寂静圆明的自然本性。因此，中医养生倡导要以自然为本，清静为基。万物生命均在"静"态中生长，从"静"中吸聚能量以充沛生命。自然界中，万物静静地休养生息，经历着各自的生长壮老已，人作为自然界中的个体，同样遵循着这样的规律，人体生命的存在和活力的保持，也同样需要通过静养而生息。人生若能致虚守静，达到虚无寂寥的极致，坚守清静的层次，抛却世事的诸多烦扰，而让心找到净土，就会拥有快乐而平和的生活，从而拥有了保持生命健康的基本要素。但"静时固戒动，动而不妄动，亦静也"，明确指出清静是总的原则，厘清动静的相对关系，应做到动时应顺时而动，动中有静。清静不是颓废，不是让人心如死灰，终日无所事事，做饱食终日无所用心的懒汉，而是精神层面上的静，身体层面上的动静结合。

养神，即调摄精神，平衡心理。养神得当，则心境平和、气血调畅，从而可保持人体的康健，达到长寿的目的。"得神者昌，失神者亡。"（《素问·移精变气论》）"心者，君主之官也，神明出焉……故主明则下安，以此养生则寿。"（《素问·灵兰秘典论》）表明精神、心理状态对人的正常生命活动和身心健康的持续具有重要的意义。因此，中医养生学认为神是生命的主宰和身心状态的外现，"养神"在养生活动中居首要地位。"夫人只知养形，不知养神；只知爱身，不知爱神。殊不知形者载神之车也，神去人即死。"（《寓简》）"太上养神，其次养形"（《艺文类聚》），可见在中医传统养生活动中十分注重养神。

清静养神并不是虚无缥缈，无处着手，其核心内涵归纳起来不外有三：一是养神，以清静为本，无忧无虑，静神而不用，即所谓"恬惔虚无"之态，其气即可绵绵而生；二是减少耗损，少思少虑，用神应有度，不过分劳耗心神，使神不过用，即"少思虑以养其神"（《类修要诀》）；三是常乐观，和喜怒，无邪念妄想，用神而不躁动，专一而不杂，可安神定气，即"以恬愉为务"（《素问·上古天真论》）。在传统养生法中主要体现：调摄精神诸法中的少私寡欲，情志调节；休逸养生中的养性恬情；气功、导引中的意守、调息、入静；四时养生中的顺四时而养五脏；起居养生中的慎起居、调睡眠等。这些均有清静养神的内容。清静养神之法是通过调摄情志，修养德行，做到七情无扰，情绪稳定，心境宁静祥和，达到"仁者寿""有大德必得其寿"，其为统摄保健养生的第一大法。如不能做到清静养神，则会出现孙思邈指出的"多思则神殆，多念则智散，多欲则智昏，多事则劳形"。

一、返璞归真，恬惔虚无

返璞归真是我国著名的哲学家老子的重要思想，其不仅是一种态度，是修养身心的好方法，更是对美好生活以最朴素的一种追求方式。返璞归真，"璞"原本比喻未经过雕琢的玉石。其寓意是天真纯朴，摒弃伪性，回归到最纯朴天真的本性，如同刚刚出生的婴儿，无欲无求。现代社会发展迅速、日新月异，人们的生活水准也不断提高，生活中的自然规律和方式也在悄悄地发生变化，需求变得更多、更复杂，各种诱惑亦繁杂多样，人们为了自身的欲望而不惜代价去争取。各种繁华背后隐藏着很大的危机，生活节奏的增快和物质的追求也导致了社会矛盾的激化，无形中增加了人们的压力。鉴于此，老子的"寡欲"和"无为"为我们生活哲学的思考指明了方向。告诫我们应该学会释放压力，清心寡欲，不为世俗所束缚。

《素问·上古天真论》所说的"恬惔虚无"究竟是怎样一种精神状态呢？唐代王冰注："恬惔虚无，静也，法道清静，精气内持，故其气从，邪不能为害。"简而言之，恬惔虚无即是指生活淡泊质朴，心境平和宁静，外不受物欲之诱惑，内不存情虑之激扰，物我两忘的境界。"恬"和"舔"从造字法上来看是同根同源的。"舔"本意是说动物受伤以后会下意识地用舌头去舔舐伤口。恬，其实就是人们通过心理上的自得其乐以自我宽慰、自我疗伤的方法和能力。就像我们日常生活中，经常发现小孩子可以认真、兴奋、投入地玩着成人看起来很无聊的游戏。一些人在闲暇的时候着迷于很多人认为枯燥无聊的休闲活动，比如钓鱼，实际上可能一天都无法钓上鱼，但是他们很享受坐在那里看着水中浮漂的过程；还有一些老人家在退休后着迷于收藏一些看起来不起眼甚至破破烂烂的东西，但他们在整个寻找和收集过程中也非常开心。诸如这种自得其乐的状态实际上就是"恬"。在这些过程中他们只是根据自己的喜好而做，并不是为了追逐名利。反而言之，那些通过地位或者金钱等让自己感到幸福与开心的状态，实际上已经脱离了"恬"。"惔"即为平平淡淡，无过多欲望的意思。"虚"是让自己的心灵和精神获得最大的自由。佛家"菩提本无树，明镜亦非台，身本无一物，何处染尘埃"即为"虚无"之义，即心无挂碍。虚无是本心的清明洁净，生活中无穷的欲望会不断地注入而扰乱本心。虚无并不是空，而是应该保持人的本心，这也是人们一辈子都应该追求的健康的心境和状态。如果可以保持虚无的状态，精神就会常常保持满足的状态，从而心也会极其自由。虚心方可纳物，恬惔才能从容。恬惔虚无是人生中的四种不同的境界。要做到恬惔虚无，首先应认识到我们日常生活中会面临各种无法躲避的身心损伤，应学会自己舔舐伤口，不应将痊愈的希望完全寄托于外力干预。再者，欲望是无穷的，生活中应看淡功名利禄，基本生活无忧即是一种成功。同样，在基本生活无忧的状态下，应该认识到功名利禄均为身外之物，不应作为人生追求的主体，而是应该不断充实自己的心，让自己的心变得更加充实和丰满，努力使自己变成一个虚心的人，悟到"无"的世界。

二、少私寡欲，勿用太过

老子曰："见素抱朴，少私寡欲。"其为一种价值观、人生观。《素问·上古天真论》指出："是以志闲而少欲，心安而不惧，形劳而不倦，气从以顺，各从其欲，皆得所愿……所以能年皆度百岁而动作不衰。"如若私心重，嗜欲不止，欲望心气过高过多，一旦达不到目的，就会产生忧郁、失望、悲伤、苦闷等不良情绪，从而扰神伤气，使心神处于混乱涣散之中，最终导致气机紊乱而发病。如果能降低欲望，心胸豁达，从实际情况出发，对私欲和对名利有所节制，分清得与失，即可减轻不必要的思想负担，使人变得心地坦然，心情舒畅，从而促进身心健康。"寡言语以养气，寡思虑以养神"，避免"多思则神殆，多念则志昏，多事则形劳"，均说明万事皆有度，过度的精神活动可能伤气耗血，最终造成人的精神和形体损伤，即形神俱损。总之，人是自然界的产物，要顺其自然地"甘其食，美其服，安其居，乐其俗"，不可能完全将各种欲望完全去除，故不应绝对去欲、无欲、绝欲。但对于自然之外的需求与欲望，即常说的身外之物，如声色犬马、财物名利之欲，就必须降到最低程度，根绝了私欲就可达到"不欲以静"的境界。

三、摒除邪妄，恬愉为务

老子曰："五色令人目盲，五音令人耳聋，五味令人口爽，驰骋畋猎令人心发狂。"人们在日常生活中，通过眼、耳、口、鼻等感官不断地接触着外界的事物，整日在感知周围的世界，获取自然和环境的信息，不断地对获取的信息资料进行分析筛选，为己所用。言语交流是我们常用的沟通和获取信息的方式，在交流过程中言语如何做到恰如其分、利人利己？我们一日三餐的选择，是基于自己的口味还是为了身体的营养？生活中对外界事物或者自己观点的思考和想象，又有多少具有较强的实际意义？诸多活动不断地耗气伤神，由此可能心神耗散。因此，若能严控五官，心不外驰，精气稳定，心安理得，则可摄心养神。

第二节　立志养德

立志养德是中医养生中的调神养生法之一，即保持理想、信念以及信心充盈的健康心理状态，是养生保健的重要环节之一。道德情操是生活活动及处事方式的指南，心胸豁达，处事光明，有利于气血合和，神安志定，精神饱满，形体健壮，从而达到形神合一的健康状态。现代研究表明，人体的心理状态平稳与否和机体内分泌的调节有密切的关系，坚定意志和信念为积极的心理态势，可改善和调节机体的生理功能，增强抵抗力，使人们健康长寿。

孔子曰"德润身""仁者寿""修身以道，修道以仁""大德必得其寿"，其认为有德之人，心胸宽广，为人宽厚大度，谦恭有礼，才能心旷神怡，机体康泰得以高寿。古代的道家、佛家、墨家、法家、医家等，大多认为养性养德为摄生首务。

老子认为："道生之，德畜之，物形之，势成之。是以万物莫不尊道而贵德。"（《道德经·养德》）此句指出道与德为万物之源，如万物之父母，万物的生长活动、繁荣发展均需其蓄养、扶持和保护。其生养了万物而不据为己有，帮助了万物而不自以为尽了力，控制着万物的生长方向而不对万物过多管制。"随处与谁为伴时，视己较诸众卑劣，从心深处思利他，恒常尊他为最上。""志宜大，慧宜增。"这些佛家观点告诉我们谦卑、尊人为上是我们需具备的品德，不论何时何地均需保持一颗谦卑的心，内心深处应考虑他人的利益。再者，人要发展需要有远大而明确的志向，以此为指引，以智为先导，脚踏实地地去实现。反之，如果志向不坚，智慧也无法充分发挥，正如"志不强者智不达"（《墨子·修身》）。只有意志、智慧与勤奋结合起来才能取得好的结果，其中，意志和毅力是先决条件，如无此为基础，即便存在超人智慧也很难取得成就。但立志的难度在于胜己，"志之难也，不在胜人，在自胜"（《韩非子·喻老》）。综上可见，一个人自身的志意修养是保持身心康健和事业成功的关键。诸葛亮的《诫子书》曰："非淡泊无以明志，非宁静无以致远。"这是诸葛亮对其子的谆谆教导，也是他关于修身养德的至理名言。一个利欲熏心的人不可能志存高远，心浮气躁，无法造就和凝练出真知灼见，只有淡泊名利才能立志恢弘，心态平和才能深思熟虑。崇高的理想需脱离眼前、世俗之欲，宁静的内心才能孕育鲜亮的思维之花。人格的魅力需要高尚的道德情操来培育，需要在宁静和淡泊的土壤中不断得到营养而升华。中医学和中华民族的哲学思想交融贯通，养生与养德，相辅相成，密切相关，要想健康长寿，不仅要依靠"养生"，而且要"养德"。把养德与养生相提并论，且把养德排在养生之前，正所谓养生先养德。正如历代医家所说"养德、养生无二术"（《医先》），"养德、养生兼得之"（《遵生八笺》）。

"若德行不修，但多方术，皆不得长生""德行不克，纵服玉液金丹未能延寿"。若想健康长寿，需拥有远大而坚定的前进方向和高尚的道德情操，有良好的精神状态，从而提高机体的免疫力，减少疾病的发生。反之，如若利欲熏心，以个人利益为先，罔顾法纪者，终将使自身长期处于紧张、焦虑或恐惧之中，而致心邪伤及身心，并最终导致机体的功能紊乱和免疫功能下降，身心健康受损，从而增加患病的概率。

第三节　乐观豁达

乐观豁达既是一种心态和处事方式，又是一种积极向上的性格品质。乐观，是一种向阳的生活态度，即对自身的顺逆处境均想得开，处于一种积极而又无忧无虑的状态。其要求正确地认识人生、社会以及相关的利益关系，打破狭隘的个人得失观，心胸豁达，志存高远。乐观豁达，可减少和避免不良情志的刺激，可减少机体的损耗，并且使机体的气机运转正常，从而减少疾患的发生，而尽其天年。气机是生命机体的运转机制，机体的昌寿和气血津液等精微物质的代谢运转密切相关，而气机的畅通与否是其正常运转的关键。要使机体的代谢运转正常，首先要保持乐观豁达的心态，以保证气机运行通畅。保持乐观豁达并非易事，非一朝一夕之功，首先应认识和接受世间万物的自然规律，再者要不断地积极提高自身的道德和文化修养。通俗来说，要正确认识生老病死，淡泊名利，降低物欲以及融入社会自然等。

一、正确认识生死

生活如此美好，贪恋生的精彩，而对死亡莫名恐惧，原因何在？生死这一自然规律大多数人还是认同的，但都好像将其置于自身之外，对生死并没有正确的认识。有人甚至因对死亡的恐惧而夜间惊醒，心神不宁，烦躁不安。特别是机体出现某些疾患时，很多人整日忧心忡忡，无暇顾及其他。这种心态往往致使其情绪低落，甚或寝食难安，以致机体功能下降，抗病能力减弱，结果导致疾患的产生或病情的加重，甚至导致死亡。如曾经有一位脊柱部位患骨肿瘤的患者，来院就诊时只是感觉自己有些腰痛，强烈要求尽快诊治，结果在确诊后第二日就表示疼痛严重加重甚至无法翻身、起床。从接诊至确诊的时间不过三日而已，病情并无迅速而严重的变化，为什么其表现却如此严重？究其缘由，是其没有真正认识到人生老病死的规律，所患疾患远超他的预期结果，以致情志失常，完全处于对死亡的恐惧之中。相反，能正确认识生死自然规律的患者，在思想上打通生死关，安心释然地接受诊查结果并配合治疗，则其身体的抗病力、修复力可能会逐渐增强，代谢功能逐渐恢复，使疾患得以好转，生活质量由此得到提高，甚至最后转危为安，恢复健康。

二、淡泊名利

名利是一把璀璨的利剑，在散发着迷人光芒的同时，也可能导致追求者自身的伤害。现实生活中很多人容易面对名利不知足，使出浑身解数，追名逐利，甚至不惜投机取巧和弄虚作假以图让名利的光芒笼罩。一般而言，名利心重的人常常不断地与他人攀比，内心始终处于压抑状态而无法获取成功的愉悦。殊不知"山外有山，人外有人"，自身满足的欲望是无穷尽的，在名利欲的驱使之下，内心很难平静乐观，身心之健康自然无从保证。

三、降低物欲

物质生活和精神生活是我们日常生活的两个主要方面。日常的衣食住行属于物质生活，人的喜怒哀乐则属于精神生活。二者必须协调，机体的气血津液代谢功能才能正常，身心健康才能得以保证，反之，则会导致身心疾患的产生或发展。人生在世，吃不过一日三餐，卧不过三尺之床，物质上的追求是无穷尽的，如果一味地追求物质上的享受，必然会导致一切向钱看，甚至为满足一己之欲而不择手段，通过贪污、欺骗以及巧取豪夺等手段攫取金钱，以致钱是多了但人却堕落了。过度的物欲追求不但不能获得健康长寿，反而还可能会因此遭受法律制裁，身败名裂。再者，物欲的追求是无限度的，追求者可能整日处于思虑、忧郁以及恐惧之中，心身必然受损。

四、融入社会

人生活在社会自然之中，是社会自然的重要组成分子，不可能离开社会而单独存在。现代社会日新月异，思想、经济以及环境等发展迅速，一些人的思想可能跟不上时代变更的潮流，就会产生所谓的"代沟"。由于地域、生活习惯、知识层次、性格以及年龄等的不同，代沟可发生于社会中的任何人群中，尤其是思想和生活方式，就会对身边的人或者事物看不顺眼，甚至感到厌恶，从而使自己情绪不稳，心身不安，这是养生的重要隐患之一。

适者生存是自然界永恒不变的自然规律。随着社会的发展，科技的进步，个人的生活环境、自然环境和社会环境都在不断变化之中。只有开朗乐观之人在顺境和逆境中才能保持心态平静，从而使身体健康。我们要意识到环境是客观存在的，个人的某些不适应会不断出现，只有做到知足才能常乐，客观地面对各种社会现象，对于不良现象能改正者改之，不能改正者听之，强行改变客观情况不允许的事物只能徒增烦恼。也就是说，对于个体而言，任何环境和事物均有两面性，如在生活中多重视积极向上的一面，则可获得更多的心理安慰和满足感，相应的心身煎熬之苦则可减少或消失，从而有利于身心健康。正如前人所述："春有百花秋有月，夏有凉风冬有雪，老无闲事挂心头，便是人间好季节。"四季的景色不同，各有其优缺点，对于同样的事物每个人观察和感受的角度不同，就会出现不同的心理感受和影响。思想开朗乐观、心胸豁达的人才能欣赏每个季节中令人愉悦的一面，取得乐趣；相反，如若只是考虑每个季节存在的缺点，自然会产生厌烦之感，从而使自己内心处于烦躁、焦虑的状态。

总之，开朗乐观是心胸豁达的表现，是保持身心健康的法宝，是人在自然和社会中生存的基础，是工作顺利、事业发展的先决条件，是避免不良刺激对身心伤害的方法。要保持自身开朗乐观，生活中我们要做到以下几点：一是助人，"爱人者人恒爱之，敬人者人恒敬之"。在助人过程中，使自己的人格得到升华，心灵也得到了净化。二是知足常乐。我们常说的"比上不足，比下有余"即为此意。自己拥有的要知道满足，没必要和别人攀比，攀比是无止境的。只有知足常乐才能获取幸福感，而幸福本来就没有固定的标准，幸福是一种见仁见智的个体心理感受。这就像一位哲学家所说：生活像镜子，你笑它也笑，你哭它也哭。三是善于自我安慰。人生在世，不如意十有八九，当遇见不如意或者在逆境中时，要不气馁，学会自得其乐。从我国古典哲学思想来说，"世上万物，福祸相依""月有阴晴圆缺，人有悲欢离合"，这些都是正常的自然规律。黎明前都是黑暗的，所以逆境时意味着光明就在眼前，要看到不远处的希望和光明，而不要沉溺于暂时的黑暗之中。自觉保持快乐的心境即是健康的需要，又是生活的艺术。同一事物可以让人有截然不同的感受，就看你是用"春风桃李花开日"的积极、乐观利导思维看世界，还是用"秋雨梧桐叶落时"的消极、悲观的思维看世界了。既可以"人闲桂花落""鸟鸣山更幽"，也可以"感时花溅泪，恨别鸟惊心"。可见，心境在很大程度上取决于主体对事物的感受。因此，只有保持自身的开朗乐观，才能保证心身的健康而长寿。

第四节 保持平衡心

"心理平衡"是中国人的独创,在西方心理学是没有这一术语的。"心理平衡"是指人们用升华、幽默、外化、合理化等手段来调节对某一事物得失的认识。中国人之所以用"心理平衡"来形容这一心理调节的过程,大致可归结到我国传统文化古典哲学思想中的阴阳对立、福祸转换和儒家文化中的中庸之道。在我国历史发展的长河中,在看待个人的荣辱得失时,深受老庄的道家思想的影响,讲究内心的平衡之道。基于此,在中国特有的文化背景下用"心理平衡"一词来形容自我的心理调节十分契合。

老子曰:"罪莫大于可欲,祸莫大于不知足,咎莫大于欲得。故知足之足,常足矣。"意思就是说,罪过莫大于欲望膨胀,祸害莫大于不知道满足,凶险莫大于欲望得以放纵。因此,知道满足的富足平衡心理才是可持续和永恒的富足。"常人不得无欲,又复不得无事,但当和心少念,静身损虑,先去乱神犯性,此则啬神之一术也。"(《养性延命录》)人是血肉之躯,有七情六欲,我们不可能完全斩断情欲,也没必要断绝,但是要对情欲有所节制。"百病生于气也,怒则气上,喜则气缓,悲则气消,恐则气下,寒则气收,炅则气泄,惊则气乱,劳则气耗,思则气结。"(《素问·举痛论》)强调医病先医心。现代医学研究表明人类65%~90%的疾病与心理压抑有关。紧张、愤怒、焦虑、抑郁等不良情绪容易破坏人体免疫系统,易患心脑血管、消化系统等相关疾患。但喜怒哀乐等情绪是客观存在的,无法完全摒弃,是五彩缤纷生活的重要色彩,只有过激或者失衡才可能导致心身健康受到损害,如何节制和平衡这些情绪是身心健康的关键。

一、明确目的,正确评估

从历史发展的长河来说,人生如白驹过隙,转瞬即逝,可以自由支配的时间十分短暂且有限,如何精彩地把握有限的时空和精力是人生的大智慧。人不可能违背生老病死这一自然规律,人身体的生理功能就像抛物线一样,都会从弱变强然后再逐渐弱化，迟暮之年身体功能必然低下。基于此，我们人生中又有多少时间能自我支配？我们经常说长命百岁，即便是百岁的寿命，也不过是 36500 天而已，再扣除幼年的懵懂无知和耄耋之年的身体功能低下，那我们实际可支配的时间就为 $365 \times (100 - n) = ?$ 天。在如此有限的时间内为什么还让不良情绪来影响我们的生活，让自己徒增烦恼呢？

"知人者智，自知者明"，人难自知，也贵在自知，只有自知者才能洞明事物。人类生活在自然中，生活在社会这一大熔炉中，要正确地对待社会和自然，常怀感恩的心，心中有爱，待人以宽容。只有这样才能时时给予自己准确的定位，才能做到既不自卑，也不自傲。只有正确评估自我、定位客观准确，才能够得心应手地处事，从而减少自己的身心压力。

总之，在生活中，在有限的可支配的时间里，我们应正确积极、阳光地面对事物，正确看待自身的得与失，让自身在有限的时间内更好地发挥自我，才能达到健康长寿的目的。

二、坚定信念，踏实处世

坚定的信念为人充实而快乐生活的前提条件。首先，应坚信自然社会是公平以及公正的；其次，坚信事物的相对性和两面性是客观存在的；再者，要坚信付出和收获是紧密相连的，而且二者是成正比的。事情发生都是因果相随，好来好走，悖来悖走。人存在发财升官等私欲是人之常情，可以理解，但却不能依靠歪门邪道，不择手段，正所谓君子爱财，取之有道。惊喜不会天天有，只有保持平常心，在平常的日子里、平凡的岗位上坚持做好每一件事，才能最大限度地发挥个人的聪明才智，从而获得个人的满足感。

人不可碌碌无为、毫无建树地空度一生，那何为有为、有建树呢？实际上成就无大小、建树无多少，只要积极生活，精益求精于专业知识，努力发展个人事业，全心全意奉献社会，都是在为社会的发展和进步做出自己的贡献。但在奉献和发展个人事业的同时，不要忽略丰富的休闲爱好，在生活上甘于平淡，保持平常心，尽情享受健康人生。保持甘于平淡而又不失积极向上的心境和情绪，对事物的认知和感觉才能有深度和广度，才能"不以物喜，不以己悲"。"坦荡荡"而不"常戚戚"，做到宠辱不惊，闲看庭前花开花落；去留无意，漫随天上云卷云舒。忙里有余暇，登高临水觞咏；身外无长物，蔬食布衣琴书。

　　总之，保持平衡的心态是养生过程中的关键。心理平衡，才能有生理平衡，有了生理平衡，机体的气血津液的代谢才能处于最佳的协调状态，从而减少疾病的发生。因此，谁掌握了保持心理平衡的方法，做好"欲"与"释"的平衡，谁就掌握了健康的金钥匙，谁就掌握了生命的主动权。但是，需要强调的是平衡心并不是完全的心静如水，更不是麻木不仁，而是一种理性的动态平衡，是人格升华和心灵净化后的崇高境界。

第五节 不同人群调神养生

一、女性养生

历代中医经典认为"女子以血为主"。女子以血为本，常处于"气有余，而血不足"。妇女有经、带、胎、产、乳等生理特点，均以血为用，因此易耗血伤津，血病多见，尤其是血虚引起的相关疾病。血为神的物质基础，血虚可致神失其养；而神为生命的主宰，协调着人体内外一切生命活动；再者，失去神的协调，亦可导致机体气血运行紊乱，从而进一步影响机体的健康。可见，对于女性人群而言养神尤为重要，神得养则气血调畅，以弥补血虚而引起的不足。正所谓"药养不如食养，食养不如精养，精养不如神养"。

现代女性在生活中多扮演多重角色，兼顾家庭和工作双重责任，在高效、高速发展的新环境下，工作强度和心理压力均较以往有所增加，要在生活中做好这多重角色，首先要做好自身的养生保健。随着社会的发展和时代变革，人们对健康的追求并不仅仅局限于身体的健康，自身的容颜和气质的追求也成为影响心身健康的重要方面。从中医学角度来说，精气神是健康、容颜和气质的基础保障，养好精气神，才能展现出完整的健康和美丽。因此，根据女性的生理特点和社会角色，应从以下几个方面进行调神养生：

1. 养血调神 血为神的物质基础，神为生之主。血病则神失所养，神的失调则机体气血功能紊乱，而女性由于其生理特点，以血病多见，从而产生各种生理和心理疾患。神强则思维敏捷，脏腑协调、肢体运动、五官通利，使全身处于阴阳平衡、气血昌盛的正常生理状态，机体的正气旺盛，皮肤红润，面有光泽，从而使人精气神俱佳。血与神二者相互依托影响，只有二者协调统一，才能达到形神合一的佳境。

2. 理气调神 "气为血之帅，血为气之母"，中医养生注重"气和"，如果气的运行紊乱，失于通达，则身心均易致病。气血互根互用，只有气血合和才可保证神的功能，这样就要求我们在日常生活中保持动静有节，避免过急或过缓，身体功能平稳，"气"自然会"和"。"修心"是保证"气和"的重要途径，所谓"修心"是要善于管理自己的情绪。人在社会交往中，不免会遇见被误解、受委屈等不如意的事情，我们该如何面对和处理这些不如意是一门生活的艺术。简而言之，在对待这些让自己愤怒和委屈的状况时，最充满智慧的选择是宽容。一个过分苛求而缺少宽容的人，很容易出现气血循行的失常，甚至生理上受到损害，如血压升高等，进而使心理、生理进入恶性循环的病态。

3. 适时干预 女性由于其生理特点，常于生理期出现气血失于调畅，而致情志的波动。首先，应正视自身心情不佳和低落的生理因素；其次，切勿放纵自身情绪的发展，要善于自我调节；最后，切勿讳疾忌医，在自身干涉调节效果不佳时，应及时求助医生。

二、男性养生

在现实生活中，男性往往被看作一个家庭的支柱，众多男性长期处于高压力、高负荷的工作和生活中。社会发展迅速，日新月异，外在环境的不断变化可能引起社会角色、人际关系以及健康状况等的变化，性格情绪等亦可能深受其影响。神为生命的主宰，如果无法很好地调控"神"，在面对诸多困境和压力之下很容易产生抑郁、自卑、失落、孤独等消极心理，甚至出现神志散乱。因此，养神是在高强度的体力和脑力劳动以及高压力的心理状态下保持身心康健的重要环节之一。养神不是消极而为，不是脱离世俗，而是在世俗生活中巧妙而规律地设计生活方式。

1. 静养 所谓静养，强调的是心静，静中有动，形神合一。心境安闲清静，排除诸多杂念烦扰，则气机调畅，精神内守；形体亦应做到劳而不疲，身体生理功能如常而无疾。如闭目养神法，即双目微合，冥想轻松舒心的意念，排除外界的各种干扰。闭目是形式，此法核心是轻松的意念。长期坚持此法可平衡阴阳，调节人体气血循行，活化机体的生理功能，从而有益于缓解身心的疲惫感。

2. 睡养 通过睡眠使机体各脏腑器官等处于低负荷运转的休息状态，同时修复和弥补机体各功能高速运转时所带来的损耗，从而使机体功能复苏到高效而不疲惫的状态。有研究表明，每天保证睡眠 6～8 小时所积蓄的精力即可供正常活动 16 ~ 18 小时的耗费。但是高强度的体力或脑力劳动，以及气候和环境条件复杂的条件下，消耗则会大幅度增加，甚至可能出现因过劳而使某些器官的功能活动失调的情况。因此，在工作生活节奏如此高速的现代社会中，脑力和体力活动均处于高强度状态，更应重视睡眠的重要性，以保证"神"的充沛。"神"可得不可失，只有精神饱满、精力充沛才可达到事半功倍的效果，同时保证身心的康健。

3. 忍养　人生不如意十之八九，欲望是人们无法摆脱的魔咒，情绪使生活斑斓多姿，保持宽容的心态、节制可控的情绪以及适度把控欲望是修养高雅的表现，也是重要的养神之道。"忍"并非对不良刺激的完全对抗，而是以心治神，要善于适时地整理和调节自身情绪，使自己内心充满阳光，切勿让忧思愤怒或思虑过度充斥心胸。简而言之，就是我们在坚持原则的同时要懂得取舍，不无原则地争执和较真；要明白世间万物并不是非黑即白，不必争一时之长短和正误。如此，让自己的身心保持松弛状态。

4. 动养　生命在于运动，但贵在动静结合。"动"可调动机体的各组织器官功能，充分调节其积极性，使机体各部保持平衡康健之态，而不致因废用导致功能减弱或失常。在现代社会中，社会分工日益细化，诸多具有职业特点的疲劳及其相关疾患困扰着诸多人群。鉴于此，不同人群存在是否需要"动"，如何"动"以及"动"多少等区别，动养的合理实施和运用才是让人群保持康健的关键。过于激烈的运动会造成身体疲劳，大量流汗，体液大量流失，心情亦可烦躁不安，非但没有达到增进健康的目的，反而导致身心疾患的产生和加剧。"动"应该因人而异：体力劳动者，经过一天繁重的体力劳动后，其需要的"动"应该是一些相对安静娱乐项目，如下棋、垂钓、听音乐、看表演等，以愉悦身心为主；而脑力劳动者，长时间坐位可能导致颈腰椎等疾患的产生，应该选择适当运动以增强自身肌力，如游泳、跳舞、打太极等。简而言之，"动"需有度，"动"中有静，循序渐进，持之以恒。

三、中老年养生

我们生活在社会经济高速发展的新时代，人的追求也不断迈上新的台阶，生活的目标不是简单的生存，而是高质量的生活。身心的健康是保持长时间高质量生活的基础条件，保持身心年轻化成为越来越多人的追求目标，大家对养生的关注度日益提升。从中医学角度来说，中老年人身体各部分功能日益衰减是客观存在的，鉴于此，如何延缓其功能的衰减和组织退变才是健康长寿的关键。在"吃"已经不是主要矛盾的时代，中老年人不应该盲信"补"，而更应该重视的是情志养生，以培养出快乐的情绪、坚强的意志、和谐的人际关系，从而达到保持身心俱健、延年益寿的目标。

"四十岁，五脏六腑十二经脉，皆大盛以平定，腠理始疏，荣华颓落，发颇斑白，平盛不摇，故好坐；五十岁，肝气始衰，肝叶始薄，胆汁始灭。"（《灵枢·天年》）此句很好地说明了中年的生理变化，步入中年后，身体由壮盛，慢慢转变为衰败，但是生活中很多人内心中排斥或拒绝承认这一客观自然规律，反而容易出现因过度的情志刺激导致耗神过度而至神衰，更可能由此导致各种身心疾患的产生和加重。人是感性的，容易形成固定的思维模式，中年人在长期的工作和生活中很可能形成了相对固定的思维方式，固执就是这种状态的直接表现。所以，人在步入中年后应"静神少虑"，即：①精神上要畅达乐观，不为琐事而扰，光明磊落，不患得患失，不过度追名求利；②注意心神培养，树立精神支柱，有意识地去发展心智，优化性格；③学会和保持宽容，多看到阳光积极的方面，根除内心的固执，将放松的休闲方式融入工作和学习之余；④接受步入中年的客观事实，根据不同的场合装束得体，心态保持年轻化，以振奋精神，增添生活乐趣。

相对中年人而言，老年人的生理变化为人体组织器官衰败的延续。"六十岁，心气始衰，苦忧悲，血气懈惰，故好卧；七十岁，脾气虚，皮肤枯；八十岁，肺气衰，魄离，故言善误……"（《灵枢·天年》）如若不能客观正确地认识这一自然规律，这种脏腑气血精神等生理功能的自然衰退也会影响心理的变化，可出现恐惧、多疑、忧虑、烦躁易怒等不良情绪，在生理稳定性和修复功能降低的客观事实的基础上，复加心理稳定性和自控能力的缺失，则使老年人更容易发生疾病且不易康复。故对于老年人而言，养生应提倡精神摄养和饮食调养并重，辅以顺四时、慎起居、巧用药等方法。神是生之主，老年人亦应强调的养神，做到"知足谦和，老而不怠"，保持"谦和辞让，敬人持己""知足不辱，知止不殆"的心态，即处世要宽宏、豁达、和善、谦让，生活知足少嗜欲，保持心态年轻，做到人老心不老，热爱生活，保持自信，勤于用脑。正如"自身有病自心知，身病还将心自医，心境静时身亦静，心生还是病生时。"（《寿亲养老新书》）只有保持心理健康，神的功能正常，才可使身心康健。

总之，根据中老年人的心理及生理特点，要保持身心的健康及高品质的生活，需要做到以下几点：

1. 养神　神是人体生命活动的外在表现，即人的精神状态及思维活动。"精、气、神"为人养生三宝，因此"精盈、气充、神全"为养生长寿的根本。而神为生之主，故调摄精、气、神的关键在于养神。

要养神首先要做到"安心"，即有意识地去培养理智、冷静的生活和处事态度。基于中老年人的生理特点，更应静养以避免过度耗神，做到心清如镜、心无杂念，情绪平稳，以使气机顺畅，精神内守，形体劳作但不致疲倦，身体健康而无疾患。

此外，睡觉、闭目养神等也是养神的方法。健康规律的高质量睡眠是中老年人养神的理想方式。

2. 养性　养性，亦称养德，养性、养德是中医摄生学中的重要组成部分。医家的"德全不危"，儒家的"德润身""仁者寿"，释家的"积德行善"，道家的"仁者德之光"，都把修养德行作为养生的一项重要内容。养性的原则，无外乎仁礼、性善、知足、忍让、宽容。

古代养生家认为，若想养生，必先修其身。如果一方面想延年益寿，另一方面迷途于名利场之中，无异于缘木求鱼。如果中老年人不求名利，可看淡曾经拥有的权势和地位，则心态自平，失落感亦无从谈起。至于暂时的荣辱得失，更是不必斤斤计较，轻得失、淡荣辱，不为悲喜所左右。相反，如若为小事而斤斤计较，整日迷恋于既往所拥有的荣耀，便有违养生的本意。

此外，还要注意适时适度地充实生活，舒畅情志，陶冶情操。如读书吟诗，漫游山林，可畅情悦心，增添兴趣，神静而不伤，形动而不劳，有利于增寿。

3. 养气　气是构成人体和维持人体生命活动的最基本物质，保养人体的真元之气，是身体处于康健状态的重要保证。在"补"的概念横飞的现实生活中，老年人要想健康长寿，应注重的是科学的养，而不是无节制、无选择的补，不应完全依靠药物的作用。要养气首先应避免"邪气"对人体气机造成的不利影响，摒弃闷气、怨气等对身心的危害。由于生理和心理的原因，中老年人有可能会产生有害之气，从而导致人体气机功能紊乱，导致疾患的产生或加重。"他人气我我不气，我本无心他来气，倘若生气中他计，气出病来无人替，请来医生将病治，反说气病治非易，气之危害太可惧，诚恐因病将命弃，我今尝够气中气，不气不气就不气。"（《不气歌》）这首朴素直白的养气歌谣，实可为中老年人养气的灵丹妙药。

四、少年儿童养生

"人生十岁，五脏始定，血气已通，其气在下，故好走；二十岁，血气始盛，肌肉方长，故好趋。"（《灵枢·天年》）说明人在少年儿童时期，生理和心理处于发育阶段。人如若想健康长寿，亦应重视少年儿童时期的养生，使身心处于健康的发展状态。然而少年儿童时期其身心发展存在诸多不确定性和可塑性，应以顺应其生理和心理的发展成长为主线，并需给予科学的、符合发展规律的引导和规范。鉴于此，在少年儿童时期养生需做到以下几个方面：

1. 修身养德 少年儿童时期身心均处于发展之中，均衡的营养补充是身心发展的物质基础，科学文化知识是成才需具备的基本条件，德是成长路上的明灯，为人生指明方向。在倡导素质教育的现代，要明确素质的内涵，其不单单包含身体素质、心理素质和科学文化素养，更重要的是要以思想道德素质来作为人素质提高的指导。目前很多人将目光聚焦在科学文化素质的培养，即不断参加各种学习班，只注重各种知识和技能的提升，而忽视了人基本素质中的另外一个方面，也就是思想道德素质这一精神文明建设核心内容的发展和培养。在人的整体素质发展和培养中，思想道德素质好比人的灵魂，是一切活动的主宰，决定人们行动的目的和方向。思想道德素质的培养是拥有正确的世界观、人生观、价值观的基本保证。而科学文化素质好比人的双手和工具，是实现目的、奔向目标的手段。一个人有了高尚的道德情操，才可能拥有远大的理想，才能有坚强的毅力和高度的责任感，与良好的科学文化素质和健康的体魄有机结合，即可有所成。

再者，良好习惯在于培养，身教胜于言教。"人之初，性本善。"少年儿童的眼睛清澈明亮，其内心亦如一张白纸，"染于苍则苍，染于黄则黄"。如何让孩子的人生画卷美丽多姿且又硕果累累？我们需要在少年儿童这一可塑性极强的时期引导孩子养成良好的习惯，逐步形成正确的世界观、价值观以及人生观等，并学会不断改善和提高。现代社会的物质生活条件远胜于当年，孩子们从物质上来说大多是十分幸福的一代，但是这种物质条件的优越给孩子带来了更多的溺爱和放纵，如不能正确把握物质和精神的协调，则可能导致孩子错误的世界观和人生观的形成。孩童时期很多知识的来源于对周边环境的感知和模仿，而父母和家庭为孩童时代重要的知识来源。"孟母三迁"就强调一个好的家庭及周边的环境对孩子成长的影响。因此，父母及家庭应以身作则，正确培养孩子的世界观、价值观以及人生观，让青少年生活在一个健康、活泼、热情、积极向上的生活环境中。

2. 以形养神 "动"是少年儿童的天性，是其感知世界和获取身心协同发展的基本方法，应顺其自然，而不能用静来束缚少年儿童的天性。适当的运动可使气血充盛，气血旺盛则形体充盛，神有所养。但动亦应有度，我们应根据具体情况加以引导，让青少年儿童适当进行体育锻炼，而不过分放纵。

（1）根据年龄选择适合的运动项目及强度：要根据孩子的身体状况以及年龄特点，合理选择运动项目和安排运动量。青少年时期运动的目的是提高身体功能，保证身体健康发展。因此，我们应以有氧运动为主，鼓励孩子到户外活动，享受自然的阳光和空气等带来的抚慰，而不应过度强调某一部位或者全身的力量训练，应以体操、游泳、游戏、短跑、武术、跳绳和球类运动为主。动静结合是通过运动获得健康的前提条件，儿童时期身体尚且稚嫩，过度运动反而可能带来机体的损害，只有合理的运动强度和时间才可起到增进身体功能和增强机体抗病能力的作用。如10岁以内儿童，每天需要2~3小时的户外活动。

持之以恒、适当的体育锻炼是促进少年儿童生长发育，提高身体素质、改善心理状态的关键因素。但要注意身体的全面锻炼，选择项目时要同时兼顾力量、速度、耐力、灵敏等各项素质的发展，重点应放在耐力素质的培养上。

（2）科学引导，与时俱进：现代科技的发展，在生活日益丰富和便利的同时，也带来了娱乐、锻炼等方式和内涵的变革。电子产品的娱乐性和吸引力与日俱增，固然一些电子竞技可以促进脑的锻炼，但是过度迷恋电子产品而缺乏相应的身体运动则会导致身心出现病变，如本来属于中老年人的腰椎间盘突出症、颈椎病等甚至出现在少年儿童的人群中，现在越来越多的青少年出现了近视、脊柱侧弯、抑郁、自闭等身体和心理问题。因此，我们应根据少年儿童的生理、心理特点，对其锻炼加以科学的引导，以养成良好的锻炼习惯。年龄越小的儿童，注意力越不易集中，结合其容易疲劳也恢复较快的生理特点，年龄小的儿童锻炼强度不宜过大，时间不要过长，但内容要丰富多样，充满趣味。可把跑、跳、投掷、体操和游戏结合进行，孩子在活动中有了兴趣，尝到了甜头，就有利于养成锻炼习惯。

（3）以身作则，规律作息：家长要以身作则，同孩子一起锻炼。家长是孩子的第一任老师，孩子的诸多行为来源多为模仿，如家长可以带着孩子一起运动锻炼，以身作则，对孩子的运动锻炼等保持较高的关注度和参与度，更可能激发孩子的兴趣，从而有利于习惯的养成。如若家长参与度不足，只是单独强调孩子必须运动，长此以往反而会激起孩子的逆反心理，使孩子把体育锻炼看成负担和惩罚。

"生物钟"是我们身心对生活规律的一种记忆，严格作息时间有利于生理节奏的规律，可以使孩子在大脑皮层中逐步建立起规律的兴奋灶。所以，家长应尽量要求孩子作息规律，合理安排每天的就寝、起床、学习、体育锻炼等时间，尽量做到固定的时间做固定的事情，并且规范强度。生活规律不应随便因季节、天气等的变化而随意改变，如此才能形成有利于孩子健康的良好的"生物钟"。这样，天长日久，锻炼的习惯就会逐渐养成了。

少年儿童身体处于快速成长发育时期，而身体本身的功能是运动锻炼的物质基础。只有通过营养均衡的饮食、规律的生活、适量的体育锻炼，少年儿童才可保持形体的健康，气血充盛，则神得其养，从而以高效、积极的精神状态投入学习和生活中。

总之，少年儿童时期不可完全把目标置于身体素质和科学技术素质的培养，而应尤为重视培养孩子的世界观、价值观以及人生观。即应重视养神，应动中求静，以形养神，从而渐臻形神共养之境。

五、职场人群养生

社会高速发展，科技飞速进步，现代社会越来越多的工作是在办公室中完成的，影响身心健康的因素也出现了翻天覆地的变化，缺乏身体的锻炼、高强度的脑力劳动以及较重的心理压力成为影响身心健康和生活质量的重要因素。中医养生历来强调形神共养，即不但要关注机体的健康，更要关注心理的健康。健康不仅是身体没有疾病，还包括心理健康，只有身心健康、体魄健全，才是完整的健康。

"神强则长生""神全气蕴则寿"。只有"神强"才能对外界环境的变化具有良好的适应性，才能游刃有余地保持心身的平衡。我们都生活在变化万千、纷繁复杂的大千世界中，不可避免地要面对各种环境和事物的变换，我们如何面对和适应这些变化对身心带来的影响是保持身心健康的主要问题。"神"是生命之主宰，是一个人心理健康的基础，是思想与行为统一协调并有自我控制能力的保证。"神"强者志坚，只有"神"强才能在日常生活中保持情绪稳定与心情愉快，使身体功能处于长期的协调稳定之中。"神"弱则可能导致情绪低沉、愁眉苦脸、喜怒无常、注意力无法集中、思维混乱、做事杂乱无章甚至出现"形""神"不一的不健康状态，身心俱病。

当然，现实生活中酸甜苦辣咸五味俱全，各种各样的问题是客观存在的，那我们应该如何保持自己身心健康的生活和工作状态呢？养身先养神，养神就要求我们学会平衡和自我调控自己的内心，做到能够正确认识和评价自我，把控自己的欲望，正确对待环境影响，学会自我减压调节，使心理保持平衡协调之态，享受丰富多彩的人生，使自己的生活过得有意义。下面介绍几种常见养神解压方法。

1. 常规减压法

（1）信任与合作：正确看待自己的能力和工作，自信但不自负，要充分相信团队和合作伙伴，事必躬亲固然好，但是要看到个人的精力是有限的，只有合理安排工作和加强团队合作，而不是一味地增加自身的工作强度，才能达到事业和健康两不误。

（2）正确处理人际关系：社会和职场中不可避免地涉及各种人际关系，要减少不必要的精力耗费，就应合理地处理不同的关系。首先，应明确自己和相关人员的权利和义务；再者，要学会换位思考，理解他人可能存在的问题；最后，还要学会正确的沟通方式，争取他们也可以理解自己遇见的问题。如此，才能与同事建立彼此信任、互惠愉快的合作关系，与领导或相关人员建立有效的、支持性的关系。

（3）善于总结，合理计划：总结是自我提高的基础，计划是奋斗目标的保证。对工作内容和成效要采用合理的方式加以记录，并定期或不定期进行回顾性查阅。如此就会发现自己前期的成效及不足，以便及时完善自身，并且可能在遇到困难和挫折时尽快找到解决方案和寻回自信。再者，工作计划是工作有序开展的保证，可以制订一些长期规划和短期计划，长期规划为大的方向不必面面俱到，短期计划则要全面而详尽。

（4）科学对待得与失：世间万物均为一分为二，有得必有失，人的一生不可能一帆风顺，做自己应该做的，想自己需要想的。减少对琐事的关注，勿给自己增添无谓的压力，徒增烦恼，对自己无法控制的事情就应该释怀，不应纠结于心。

（5）享受生活：工作和事业不是生活的全部，人生在世需要善于安排时间，洞悉生活的真谛，在追求事业和成就的同时，要考虑到世间如此美好，还有很多风景需要我们去欣赏，还有很多人和事需要我们去关注，如尽量安排时间和家人、朋友等在一起享受美好生活。

（6）适当的运动：长时间的固定姿势和室内的生活对身心均会带来不利的影响，要定时放松，如走到室外呼吸新鲜空气，站起来活动颈椎、腰椎以及其他肢体关节，眺望一下远处的风景，这些活动有助于放松大脑，释放压力，恢复精力，从而提高工作效率。

2. 特殊减压法　通过调节心理状态、调整生活习惯等日常基本方法，对于大多数人来说可以明显缓解压力，但是由于每个人工作性质、工作强度、所处的环境以及个人心理素质的不同，常规的解压方法无法缓解紧张、焦虑的情绪状态，采用一些特殊的减压手段也不失为一种有效的减压方法。

（1）宣泄减压法：人在愤怒到极点的时候经常会暴跳如雷，甚至歇斯底里地撕毁纸张、摔打物品等，这些看似躁狂的行为实际上是对极端情绪的一种宣泄。但是这种躁狂的发泄方法显然有失形象，那我们应该采用什么方式发泄？建议随身携带一个网球或小橡皮球，遇到压力过大、内心憋闷而需要宣泄的时候就偷偷地用力挤一挤、捏一捏。如此不仅可使情绪得到平缓的宣泄，而且不失个人修养。

近年来，竞技体育参与者和观看者明显增多，如足球、拳击、无限制格斗等节目观众众多，各种竞技项目的学习者和参与者日益增多，而且既往女性观众较少的高强度竞技项目也出现了女性观众的人数飞速增长的现象。究其缘由，这些竞技类项目可以让人的情绪得到尽情释放，从而使自己日常工作和生活中面对的压力得到宣泄。现在一些公司为了有效缓解员工压力，会在办公室角落里放置一些玩偶，专供员工们拳打脚踢，甚至出现了有些健身房、武馆等提供陪练来让顾客宣泄的服务。

（2）食物减压：食物可以让很多人获得愉悦，在生活中，一部分人在感到抑郁和压力增大时会通过吃东西来获取自己内心的抚慰和愉悦。但是，暴饮暴食毕竟会对身体健康造成巨大的危害，不应提倡和盲目采用这种有损身体健康的减压方式，而应该科学地摄入富含某些有效缓解压力的食物，比如含有 DHA 的鱼油，如鲑鱼、白鲔鱼、黑鲔鱼、鲐鱼是主要来源。此外，硒元素也能有效减压，金枪鱼、巴西栗和大蒜都富含硒。维生素 B 家族中的 B_2、B_5 和 B_6 也是减压好帮手，多吃谷物就能补充。在工作的间隙，可以喝一杯冰水或者咖啡，均能较好地舒缓心情。

（3）书画减压：所谓的书，就是书写、写作；画，即绘画。"把烦恼写出来"，美国心理协会倍加推崇写作减压这种方式。可以写或者画自己目前能想到的一切，既可以写目前存在的身心烦恼，也可以写出存在的困惑，还可以写出自己今后工作和生活的规划等。实际上在写这些进行宣泄的同时，也是对自己目前生活的一种总结和思考，看到自己目前所面对的一切，明白自己失去的和渴望得到的，在写作思考的过程中发现摆脱困境的方法。写作是一种效果显著的减压办法，只要一支笔、一张纸，走到哪里都可以实行。在日常生活中，写日记是一种经济实惠的减压途径，绘画也是一种高雅且陶冶情操的减压方式。

（4）睡眠减压：工作效率是出色完成工作的必要条件，正所谓"磨刀不误砍柴工"。只有拥有旺盛的精力，才能抵制住压力的侵袭，高效完成各项工作，而睡眠便是一个让自己精力充沛、神采奕奕的重要途径。

如自己入睡困难，可寻找一些有效的途径，让自己在高效的睡眠中恢复精力。如在外界噪声让你难以入眠时，可以人为制造一些"白色噪声"，比如放舒缓的音乐。另外，亦可通过睡前吃些有助于睡眠的食物，如金枪鱼、火鸡精肉、红枣、香蕉、热牛奶、中草药茶等。切忌睡眠前吃脂肪高、辛辣的食物，因为这些食物在消化过程中可能让你无法入睡。

（5）自我安慰法：善于寻找工作乐趣。事物均有两面性，很多时候看待一个事物的角度决定了我们对其的心理感受。很多时候工作必须要完成，甚至是不断重复、单调而枯燥的工作，既然如此，我们为什么不从一个积极向上的乐观角度去看待呢？我们要寻找工作的意义和工作过程中存在的细微变化之处，甚至可以通过想象把这种细微的变化充满趣味性，让微笑时常挂在嘴角，让内心保持舒畅、愉悦。

（6）自我奖励：职业很多时候是一个人一生的选择，每个人的职业生涯中都可能遇见各种不如意或者心生不满，长时间的不如意容易让人对职业产生厌倦，即进入职业倦怠期。在职业倦怠期，我们可以回顾以往自己努力争取到的成绩，制订详细的工作计划，让自己不断因完成小的目标而获取成就感和满足感，从而摒弃工作所带来的苦恼和压力。我们甚至可以在某个时限内就圆满完成工作计划而适当地奖励自己，比如购买自己喜欢的东西，吃一顿丰盛的晚餐或者看一场电影等。

（7）美化工作环境：美好的环境会给人带来愉悦的内心感受，在工作之余欣赏周围优美的环境可让萌芽状态的厌职情绪在不知不觉中消失。如在办公桌前放一些散发着喜欢闻的气味的物品，可以是一束鲜花、一盆盆栽，也可以是一颗香气怡人的水果糖；光线亦可影响工作情绪，假如长期在一个光线幽暗的环境工作，情绪可能一直处于压抑的状态，应尽量让工作的地方光线充足；清爽的桌面可以让人感觉井井有条，而乱糟糟的桌面则多会让人感觉心烦意乱，所以在每天下班后，好好地整理桌面，这样第二天便有了一个清爽愉快的开始。

总之，压力是我们工作和生活中无法回避的重要组成部分。压力大与小以及能否承受与疏解，关键在于我们面对压力时的心态以及应对的方法。因为每个人的性格和经历的不同，解压方式也不尽相同，关键是要用一种乐观、积极的态度去面对问题、解决问题，最终找到自己的压力释放途径。简而言之，我们要让自己在枯燥的工作中善于寻找乐趣，笑口常开，保持内心轻松，身体舒适。

第六节 培养良好的生活习惯

一、健身、减肥

随着生活水平的不断提高，人们对于自身健康的关注度日益提高，健身运动在全国各地蓬勃发展。基于这一良好的健身初衷，各种伪科学理论登上了健身的舞台，使众多健身者非但没有达到健身的目的，还使身心受到不同程度的损害。因此，人们在进行体育锻炼时，必须尊重科学，应用科学的方法，循序渐进，因地、因时、因人制宜。健身在注重强健体魄、改善形体的同时，亦应达到宣泄被压抑的情绪之目的。只有这样人们才能获得最佳的锻炼效果，促进身心的健康。

1. 健身应循序渐进 在健身场地发生意外损伤甚至猝死的新闻时常出现，人们常常会说一个健康的人怎么突然就出意外了呢？究其原因不外乎自身隐藏的疾患在运动时因为运动强度过大等原因诱发。那生活中我们该如何预防类似伤害的发生？首先，我们应客观地对自身的健康状态进行评估，某些高强度的运动最好先听听医生的建议，一些微小的不适要看是否需要进行必要的医学检查。事物都遵循着自然的发展规律，就像我们常说的"人不可能一口吃成胖子"。对于一个既往运动较少的人来说，如果要锻炼身体，不应设置过高的目标，而是先制订一个小目标，如可以先从每天进行低强度的运动 15 ~ 20 分钟开始，所谓的低强度就是令人感觉轻松或稍觉用力的强度，比如步行、慢跑、骑行等。具体运动项目的选择应根据自己的喜好和是否方便执行为前提。给自己足够的时间适应活动量的变化，然后再逐渐增加活动的强度和时间。

循序渐进，不仅指导着我们锻炼健身的全程，也是我们每一次运动的指导。如我们在寒冷的冬季突然遭受一盆冷水的刺激，可能马上引起机体的剧烈反应，全身立毛肌收缩，鸡皮疙瘩遍布全身；而如果我们慢慢地让身体适应冷水的温度呢？身心的感受可能就不会如此强烈。同样的道理，我们在进行一些强度较大的竞技性运动时，应先通过活动关节、拉伸、快走等相对缓和而运动量较低的运动来增强身体的适应性，增加关节组织的柔软度及协调能力。如在健身房的跑步机上跑步时，开始应该设置较低的速度，甚至从步行开始，待心率、血液循环、能量代谢提高和体温上升后，再逐渐提高速度。

再者，我们需要随时关注自身的身体状态，不能把健身当作一种负担，不能为了健身而健身。当我们的身体疲劳感很强、日常活动都感到吃力的时候，很可能是身体功能出现了问题，甚至可能预示身体内某种潜在疾患的发作。此时，切勿高强度运动或者坚持运动，而应通过休息或者放松的运动来缓解身体的不适感，如无法缓解则应尽快、及时寻求帮助和就医。

2. 健身应因地制宜 按照地域环境的不同，制订适宜的健身方法。不同地区的自然环境，如气候、水土，以及生活习惯，对人体的生理活动有着不同的影响，不同的地域适合的健身方法亦不尽相同。如气候寒冷、干燥少雨的高原地区，游泳等运动可能由于设施及气候存在一定的限制；气候寒冷、冰雪较多的北方地区，则可在充分保暖的情况下进行冰雪等项目的健身活动；炎热多雨的南方地区，则可根据地域进行游泳等水上项目的锻炼。总之，不同的地域可根据其地域特性，选择方便可行的健身项目进行锻炼。

再者，健身不应拘泥于形式，重要是心存健身意识。比如很多人下班后为了去健身房锻炼在拥挤的马路上耗时一两个小时，甚至更长时间，而不选择绿色低碳的步行或者骑行，这样是为了健康而锻炼还是为了锻炼而锻炼？难道没有健身器材就不能锻炼？没有跑步机就不会跑步，就不能达到锻炼的效果？答案显而易见，好的健身设施可以促进我们锻炼的效果，为我们提供好的锻炼环境，但是健康的锻炼应是因地制宜的。

3. 健身应因人制宜 健身观念目前深入人心，是不是每个人在工作之余都需要进行各种锻炼？对于脑力劳动者而言，日常工作中主要处于坐位而少动，重在用脑，这类人群在工作之余建议每日选择一些简便易行的方式进行锻炼，如散步、慢跑、骑行、游泳等，以此来增强心肺功能和缓解长时间固定姿势带来的筋骨劳损；体力劳动者，在经历繁重的体力工作后，过度的运动只会增加机体的疲劳感，反而造成损伤，这类人群更多的是需要休息以放松身心；老年人身体功能退变，高强度的运动极易导致损伤和病变，建议选择如太极拳、太极剑、气功、散步、门球等活动以怡情养性，延年益寿；身体肥胖者可选择下肢关节负荷较少而又可消耗体内过多脂肪的运动，不能为了使身体变得健美、苗条而导致膝关节等的过度耗损，从而引起伤病，可进行如骑自行车、游泳等运动；身体消瘦、肌肉力量薄弱者，则可进行如俯卧撑、单双杠、拉力器、举哑铃等锻炼以增强肌肉力量。

再者，锻炼是为了促进人的身心健康，对于不同性格特点的人来说，应该根据喜好来选择运动项目和制订锻炼计划，在锻炼机体的同时达到愉悦内心、缓解压力的目的。如性格外向型的人，群体性的项目会给他们带来更大的快乐和刺激。足球、篮球、网球、排球、拳击及其他具有竞争性的活动，让运动者有机会和其他人一决高下；性格内向型的人一般不适宜从事竞争性强和过于激烈的运动，与其他人竞争可能会给其带来一定的心理压力，不妨选择步行、慢跑、游泳、划船、太极拳等运动项目。

4. 健身应因时制宜　四季气候的变化，对人体的生理及心理均能产生相应的影响，健身应适应四季气候的特点。一般来说，春夏季节，气候由温渐热，阳气升发，人体腠理疏松开泄。此时健身通常汗出较多，如不注意补充水分，容易耗伤气阴。而秋冬季节，气候由凉变寒，阴盛阳衰，人体腠理致密，阳气敛藏于内。此时，人体易受外界寒气的侵袭，在锻炼时应注意防寒保暖，在运动激烈、汗出较多时，应避免寒邪入侵。

再者，自然界中存在不同的天气变化，如在阴雨连绵的天气中，低气压就可使人感觉心情压抑或烦闷，如若有户外锻炼习惯的人可能因户外气候条件而无法进行。大雪纷飞的冬季和炎热的夏季，室外运动都应减少，应选择一些室内运动，比如选择室内场馆或者在家，选择一些空间需求相对较少的运动。

5. 减肥　随着生活水平和生活质量的提高，肥胖的人群在不断扩大，由之而引起的相关疾患在不断增多。在追求健康、高品质生活以及完美身材的思潮下，"减肥"蔓延于社会人群中，有形成无论是否真的肥胖均在减肥的趋势。

如何进行科学、健康的减肥？首先，明确减肥的目的，即为了身体的健康而减肥；其次，选择科学的减肥方法；最后，牢记减肥是一种临时干预措施，保持健康的生活习惯才是让身心健康的唯一途径。

目前，社会上减肥产品、减肥书籍以及商家推出的减肥项目等名目繁多；各种所谓的减肥专家现身说法；各种片面的减肥观点频出。如很多人不断地寻求和尝试特效减肥药，甚至采用手术减肥，这种通过药物或者手术来清除体内脂肪的途径是最佳途径吗？回答显然是否定的，思考一下，体内的脂肪来源何处？什么原因导致体内脂肪的堆积？如果不摄入多余的热量，还会不断地使体重增加吗？由此可见，管住嘴，减少高脂、高糖以及高热量食物的摄入才是避免肥胖和减少体内脂肪堆积的健康途径。健身是否可以达到减肥的效果呢？健身运动爱好者多认为运动可以消耗我们摄入多余的热量，如果热量摄入过多就通过增加运动量来消除。但是现实生活中还存在很多"灵活的胖子"，也有很多试图通过运动减肥的人出现体重始终不下降的苦恼。原因何在？只能说很多人单纯片面地强调运动减肥，过度依赖运动减肥，心存"我已经通过运动消耗了热量，多吃东西也无所谓"的观点，最终非但没达到减肥和健康的目的，甚至可能导致因体重超重，肢体关节运动过程中负荷过重，出现各种运动损伤。因此，健康科学地减肥，应在进行运动健身的同时，从饮食上合理调控，严格限制热量的摄入，严格控制热量摄入的时间，不给身体囤积脂肪的机会。

二、避免加班、熬夜

随着社会及生活压力的增加，加班熬夜成为很多职场人员的常态。高强度、超负荷的加班及熬夜会对身心造成多种损害，身体开始出现疲劳感、精神不振，随之失眠、健忘、易怒、焦虑不安等自主神经功能紊乱的症状亦会出现，机体的免疫力随之下降。各种劳损性、脏腑功能紊乱等疾患慢慢找上门，如感冒频繁、胃肠功能紊乱、心脑疾病等，如不及时干预甚至可能导致死亡，近年来熬夜加班后出现猝死的案例时常出现，应引起大家的关注。

越来越多的人认识到熬夜和过度加班的危害，我们该如何缓解加班、熬夜所带来的危害？首先，做到防患于未然，尽量减少加班熬夜的频次，过度透支只能使工作效率和总量降低。在必要的熬夜加班后，要给予一定的修复时间，一定要通过睡眠来休养生息，因为身体的承受能力有限，不要等到出现问题再去解决。其次，适量运动，应该在工作的间歇，站起来伸展四肢，活动颈部以及腰部，以缓解长时间坐位导致的肌肉劳损，增加机体的舒适性，促进机体的血液循环，以提高工作效率。最后，熬夜加班对体力和精力的消耗巨大，因此要及时补充水分和能量，但是不宜过食油腻，宜多食新鲜的蔬菜水果和低胆固醇类的食物，以免加重消化系统的负担而影响精神状态。

三、减少抽烟、饮酒

在日常的工作和生活中人们承受着巨大的压力，部分人群借助吸烟、饮酒来释放自身的压力，殊不知烟酒是严重危害身心健康的重要因素之一。

在中国，烟经常被当作一种交际手段，敬烟往往可以缩短人与人之间的心理距离，沟通感情，由此很多人因礼貌性地"礼尚往来"而加入吸烟者或者被动吸烟者的行列。再者，很多人在工作生活中遇见困难和挫折时，便借吸烟来缓解情绪，消除烦恼。还有人在长时间工作后，通过吸烟来兴奋神经，以起到提神的作用。实际上，通过吸烟来缓解自身情绪和疲劳感的做法正所谓"丢了西瓜而去捡芝麻"，得不偿失。生活中我们完全可以通过多种健康途径来放松身心，如运动、欣赏电影音乐等，而不是用吸烟等损伤身体的方式来舒缓情绪。

酒桌文化在中国蔚为壮观，过度饮酒会对机体造成伤害，甚至可能上瘾。有道是"借酒浇愁愁更愁"，酒并不能缓解工作和生活中的压力，反而过度饮酒可能对身心造成严重伤害。切记酗酒之害，不亚于香烟。在中医学理论中，酒可活血通脉，助药力，增进食欲，消除疲劳，陶冶情志，使人轻快并可御寒提神。因此，在日常生活中可以通过适量饮酒来养生、促进健康，但一般应以饮用低度数的酒类为宜。例如温服适量的黄酒，可促进血液循环和新陈代谢，黄酒有补血养颜、活血祛瘀以及通经活络之功效；葡萄酒是很容易消化的低度发酵酒，其可促进机体对鱼、肉、禽类等的消化吸收。中医学文献中对葡萄酒有许多保健和治疗经验的记载，如"葡萄酒暖腰肾驻颜色""葡萄酒运气行滞，使百脉流畅"。一般葡萄酒以每天饮用 100mL 为宜。总而言之，适量饮用低度酒可使身心放松，达到养生保健之效，酗酒则百害而无一益，千万不应借酒来释放或缓解身心压力，否则适得其反。

第三章

南少林内功
吐纳养生

第一节 功理篇

吐纳者，呼吸也。庄子云："吹嘘呼吸，吐故纳新……为寿而已矣。"意即吐出浊气，纳入人体所需之炁，以帮助培蓄人体内部之真炁，达到修身养性、延年益寿之目的。

南少林内功修炼，重视"炁"对人体的作用，认为"炁聚则生，炁亡则死"，天地万物无不需炁以生之。东晋道士葛洪在《抱朴子》中说："服药虽为长生之本，若能兼行炁者，其益甚速。若不能得药，但行炁而尽其理者，亦得数百岁。"南少林内功吐纳，就是一种行炁之法，至简至易，常年坚持，自可终身受益。

南少林内功认为，人在受生之初，胞胎之内，以脐带随生母呼吸受炁。胎儿之炁通生母之炁，生母之炁通太空之炁，太空之炁通太和之炁。那时并无口鼻呼吸，任督二脉息息相通，无有隔阂，谓之"胎息"。及至十月胎熟，剪断脐带，其窍闭矣。其呼吸即上断于口鼻，下断于尾闾，变成常人呼吸。常人呼吸随咽喉而下，至肺部即回，即庄子所云"众人之息以喉"是也。其气粗而浮，呼长而吸短。从此太空太和之系不能下行于腹，而腹内所蓄之先天祖炁，谓之先天元炁，"动而愈出"（老子语），反失于太空。久而久之，先天之气丧失过多，肾部脉虚，根源不固，百病皆生，而走向死亡。

南少林内功修炼就是要返本还源，回到婴儿先天状态，以增益寿算。吐纳之法，使呼吸归根，保住先天元炁，炁足则百病可治，固住生命之本，始可再言上层修炼。丹经谓"欲点长明灯，须用添油法"是也。

第二节 功法篇

一、养气术（丹田混元功）

丹田混元功是南少林易筋经的基础功，也称为入门功。它具有简练易行、调动内气快、功效发挥好的特点。筑基功通过太极混元手印的圆来促进真气充盈、气机内动，发挥疏通气道，培补精、气、神的作用。丹田混元功中的太极混元手印是一个充满了生机的圆，圆有着无限的生命力，它贯穿整个练功过程。手印通过对气道进行圆的运动，调节人体阴阳、脏腑、经络、气血，甚至连机体的新陈代谢也在这种圆的运动中得到了积极调节。它能够增强人的心理、生理功能，促进生命的延续，使人进入一种身心高度健康的功能态。

筑基功注重在肚脐前手握太极混元手印，按传统说法是太极生阴阳，即手印太极与腹部太极共处一体，从而产生阴阳二气。"脐"位于腹部太极的中心，是人体先天之本源、后天之根蒂。在先天状态的孕育过程中，脐是为胎儿供血、供氧以及输送营养的唯一通道，并维持着胎儿的生命活动。在后天状态的生长过程中，脐虽是一个退化的器官，但并不是一个孤立的缔结，而是与人体的经络气道、气血脏腑、四肢百骸、皮毛骨肉都有着极为密切的联系，所以脐有"上至百会，下至涌泉"的效力。脐又称为神阙穴，是任脉的主要穴位。任脉为阴脉之海，与督脉、冲脉"一源而三歧"，联系周身经脉，故中医学有"脐通百脉"之说。脐还在疾病的发生、发展及转归方面具有重要作用。可见，脐在人的生命运动过程中，占有重要的位置，有着独特的应用价值。因此，筑基功注重在肚脐前结印，通过手印激发神阙穴的开阖，又通过神阙穴向下丹田输送真气，以强壮精、气、神。

1. 动作 松静自然，神态安详，面含微笑，双目垂帘，舌抵上腭，心平气和地以单盘或双盘的姿势坐好（图3-1）。悬顶弛项，含胸拔背，沉肩坠肘，双手相握成太极混元手印，合抱于肚脐前。

2. 呼吸 呼吸自然。

3. 意念 吸气时意念宇宙中金色的能量源源不断地从全身毛孔进入小腹，呼气时意念小腹中有一个金光闪闪的火球。

4. 时间 行功时间以 30 分钟为宜。以子、午、卯、酉四时练功为佳。

5. 收功 两手同时由外向内将天地之气搂抱合于肚脐（图 3 - 2、图 3 - 3、图 3 - 4），意念：双手收气全凭心意用功，静心想着收气，静心看着收气，静心听着收气。36 次后，双掌从身体两侧托起，在头顶上合十，下降到下丹田处，将双掌分开，掌心向内。男性以左掌心贴于

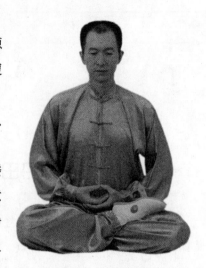

图 3 - 1　筑基功

腹部，右掌心贴于左掌背；女性右掌心贴于腹部，左掌心贴于右掌背。屏息，微提肛，双掌绕丹田转 36 圈，男性由右经上往左下绕转（顺时针），女性自左经上向下绕转（逆时针）。绕圈时用意不用力，圈由大到小，绕速由快到慢，最后寂静不动。随着绕圈动作，观想浩然元气发着亮光，充满丹田，后随转动愈小愈坚实。再以双手掌互相搓擦至热后，轻擦颜面部 18 次，放松拍打全身肌肉，缓行放松十余步后功毕。

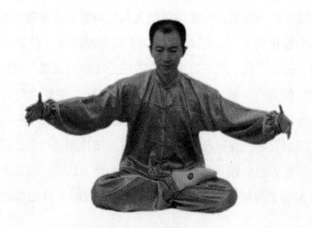

图 3 - 2　收功（一）

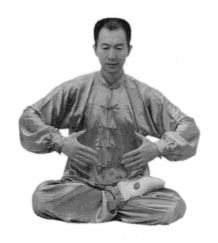
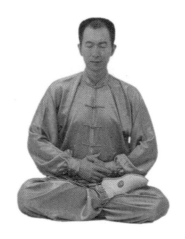

图 3-3　收功（二）　　　　　图 3-4　收功（三）

二、托天桩

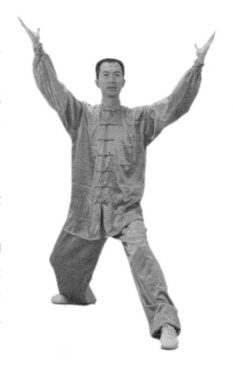

托天桩功为南少林易筋经内功的精华，内养浩然之气，外练神风铁骨。主要靠内气行功，以意引气，气入丹田后，潜气内转，周流全身。久练此功者，筋骨强壮，内气充盈，精力充沛，可收健体防身的双重作用。此法采用自然呼吸法，意守丹田。

预备势面向南方站立，两腿分开，与肩同宽，两臂自然下垂于体侧，沉肩坠肘，全身放松，两目平视，自然呼吸。

1. 动作　两脚分开，左脚在前，右脚在后，前四后六，双手抬起，举于头上，掌心向上，手指斜向内，掌心内含，如托球向天，目视前上方，沉肩松肘，臂成弧形，舌抵上腭，含胸，微收会阴（图 3-5）。

2. 呼吸　呼吸自然。

图 3-5　托天桩

3. 意念　意想头顶蓝天，脚踏大地，背靠高山，怀抱巨树，巍然屹立于天地之间，意守丹田。10 分钟后加入宇宙四面八方白色元气从四肢百骸汇入丹田，练功日久，达到内气不出，外气返入，逐渐达到天人合一的境界。

4. 要求

（1）头易正：头居人体最高处，为人身之君，是一身之主宰，不宜倾斜，俗语讲："上不正，则下斜"，头正神清，神态端庄，收颏直颈而其头必正直，大有统领全身之意。

（2）肩易顺：顺肩者，两肩向左右的方向平而顺之，意在肩骨均衡、平行、舒展地向左右伸张，毫无拘紧、高耸之状，以合出劲之态，此势乃此桩基本架势要求。

（3）胸易出：出胸者，人之威严在于胸，出胸不是挺胸，出胸以壮神威，挺胸则有失中正，出胸有利于腰的灵活，腰部灵活，则身体轻灵，周身合力易成。

（4）腰易稳：腰为人身骨节的中心主宰，是人身四肢上下运动的纽带，乃重心之所系。因此，腰肢最要紧的是稳，稳而厚重则坚实，上下行气不滞，则出劲不空。

（5）足易坚：足坚者，两足放平，大趾内侧用力向下扣，使脚部稳稳立于地上。百力皆发于脚，足之坚稳否，将直接影响步法、身形、发力的能力。练功时，必使筋络舒展，不可用拙力，否则足便不稳，焉能功成？

（6）膝易屈：膝要善屈，而曲中求直，则为下盘稳固之道。两膝微屈而上、下伸展，使筋脉舒展，而下盘则坚。练功时切不可用后天之拙力，拙力一生则足吃重力，便失之大地之稳重。要知膝之拙力一生，真气运行受到阻滞，身体不舒，身体关节即失之灵活，练习要有外撑之意。

（7）手易圆：抱元守一是练易筋经内功的具体要求。行功时，两手要向上托起，犹如双手托天。肘曲、腕伸、五指自然分开，此乃站托天桩基本姿势，行功时，要尽量使肘臂自然舒展，以达筋肉伸展、真气运行自如之目的。

（8）脊骨直：脊骨是人身体的支撑所在，其内是众多神经的通道，是支配人体活动、意识传导的主要途径。因此，此通道越是平直，则越利于神经意识的传导，使人动作敏捷，背直则腰易下，身体上身松弛，真气畅通无碍，其先天真力自出。

5. 时间 行功时间以30分钟为宜。以子、午、卯、酉四时练功为佳。

6. 收功　两臂自然下垂于体侧，放松拍打全身肌肉，缓行放松十余步后功毕。

7. 效应　头顶的百会穴、双手的劳宫穴、双脚的涌泉穴出现热、凉、麻、跳、胀感，皮肤有蚁爬感，全身轻松自在，舒适快乐，如沐温泉之浴，有时出现全身如一片白云冉冉上飘之感，同时，外肾因精气充沛而产生勃举现象。

第四章

南少林导引养生

第一节　南少林练功法

一、南少林易筋通脉捶

（一）任督捶

1. 预备势　手持双棒，两脚开立，呼吸自然，意守小腹（图4-1）。

2. 击腹势　鼓腹贯气法：以鼻吸气，以口呼气，行3次。然后服气吞津，急收小口，如喝水一般，舌抵上腭，将新鲜空气纳入口腔，将口腔内气如吞咽食物状，牵动喉咙咽下，将所咽气，以意送下，贯入丹田。气贯丹田后闭住，丹田稍用力，小腹随之向外扩张，使之充实，将内气充实于腹中，然后以双棒由轻到重击打小腹部，其间口鼻自然呼吸，但腹中内气保持鼓荡不泄（图4-2）。

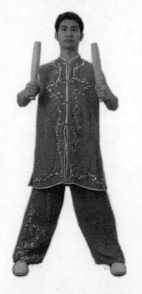 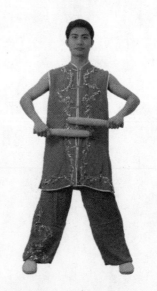

图4-1　任督捶-预备势　　　图4-2　任督捶-击腹势

3. 击尾势

（1）接上势击腹完成后，右脚右摆身右转90°弓身，把左手翻转以棒头击打尾闾骨处，右手持棒横置于膝前（图4-3）。

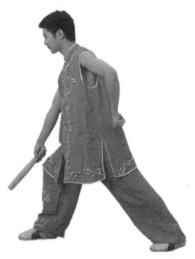

图4-3　任督捶-击尾势（一）

（2）身体向前躬身，双手翻转以木棰轮流击打脊椎骨，由尾闾骨向上，正好左手击到脖子后大椎骨处（图4-4、图4-5）。

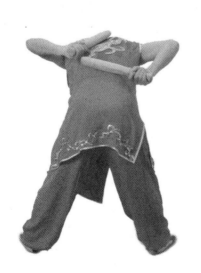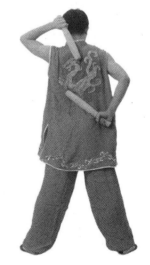

图4-4　任督捶-击尾势（二）　　　图4-5　任督捶-击尾势（三）

4. 击颈势　由上势，右手持木棒自然下垂，置于身体外侧，左手持棒以棒头击打大椎骨，由大椎骨处起向上轻击，边击边上移，经"风府穴""玉枕穴"

至"百会穴"而止（图4-6）。

5. 躬身击顶势　上身向前俯身，以双棒轮流击打"百会穴"（图4-7）。此时，放松小腹，出气念"哈"字，呵气三口，然后再贯气入小腹。

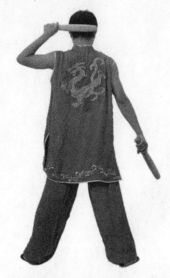 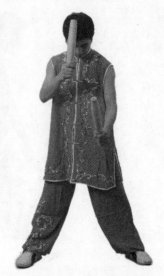

图4-6　任督捶-击颈势（四）　　　　图4-7　任督捶-躬身击顶势

6. 抹鼻至喉　把右手棒由发际向下过额头沿鼻根、眼内角再顺鼻右侧拖下，再向下过喉结右侧到"天突穴"处停止。然后再将左棒也顺同样沿鼻左侧线路拖下到"天突穴"处停止，两棒汇齐（图4-8、图4-9）。

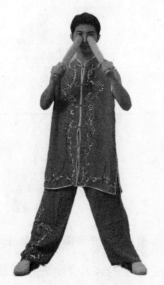 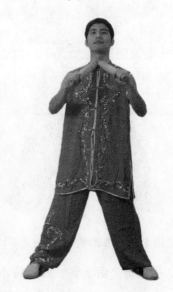

图4-8　任督捶-抹鼻至喉（一）　　　　图4-9　任督捶-抹鼻至喉（二）

7. 将小腹中气团提到胸部，双棒轮流击打"膻中穴"（图4-10）。

8. 由"膻中穴"向下，边打边走，双棒轮击到小腹处止，同时将胸膈处气团降下到小腹中（图4-11）。

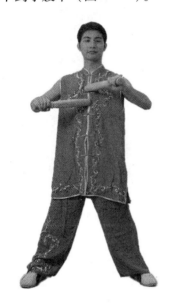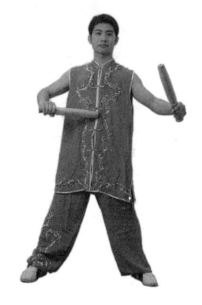

图4-10　任督捶（一）　　　　　　　图4-11　任督捶（二）

注意：此时胸腹中气团还要保持鼓而不泄。出气松开小腹，口中念"哈"3次，放松小腹。"任督捶"，专为震开督任二脉，为以后的全身捶练习打下基础。初学者学完任督捶后，可暂停学习，先练习"任督捶"7天，7天后再接着学习后面的全身捶。

（二）带脉捶

1. 由预备势起，鼓腹贯气，然后右脚向右横开一步，前脚掌点地，上身向左转，左手棒向上扬起，横棒于头前上方，右手棒横置于左肋部的带脉上（图4-12）。

2. 将双棒放下，右脚放平，身向右转，左前脚掌着地，身体重心落到右腿上，右棒上扬以左棒击打右肋（图4-13）。

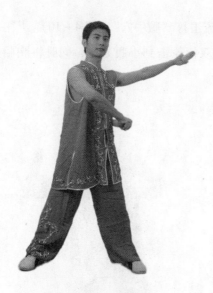

图 4 – 12　带脉捶（一）

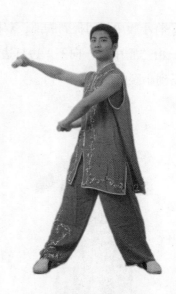

图 4 – 13　带脉捶（二）

3. 接上式，沿肋部从低打到高，来回 4 次（图 4 – 14、图 4 – 15）。

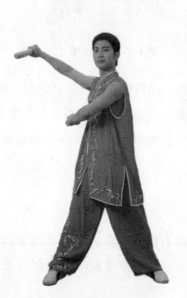

图 4 – 14　带脉捶（三）

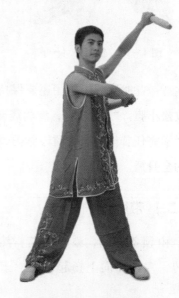

图 4 – 15　带脉捶（四）

4. 将身转正放松，放下双棒，松腹出气念"哈"3 次，放松小腹。

（三）头臂捶

1. 由预备势起，此后不再贯气，只须精神集中于棒所击打处即可，凝神于头部右侧之"太阳穴"，用右手棒轻击8次，左棒不动。由"太阳穴"向后经耳朵上方、后上方、后方，用棒轻击共8次，边击边移动（图4－16）。

2. 放下右棒，以左棒轻击左"太阳穴"，再以左棒边打边走经左耳上方、后上方（图4－17）。

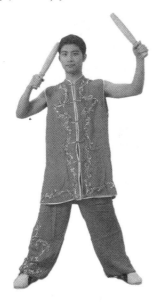

图4－16　头臂捶（一）

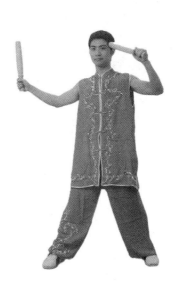

图4－17　头臂捶（二）

以上击打"太阳穴"时，击打力度一定要轻，稍有重量即可，击打次数因人而异，即使熟练以后也要轻打，因为此处为头部血管所汇集处，轻打可以通血脉，以预防中风等病，重打则有血管破裂之患，非常危险。

3. 将左手伸直向左方，以右手棒击打左肩部，击打时可用意将左肩部肌肉隆起，初时要轻，以后逐渐加重（图4－18）。

4. 右手棒顺左臂向下边打边走到左腕关节内侧停止（图4－19、图4－20）。

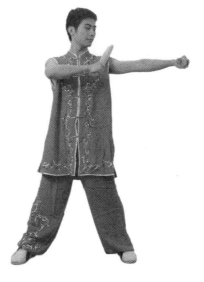

图4－18　头臂捶（三）

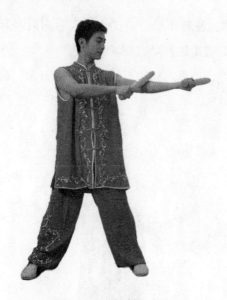

图 4-19　头臂捶（四）

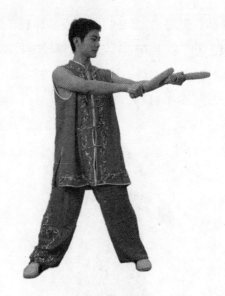

图 4-20　头臂捶（五）

5. 右手棒顺左臂向下边打边走到左肘外侧停止（图 4-21、图 4-22、图 4-23）。

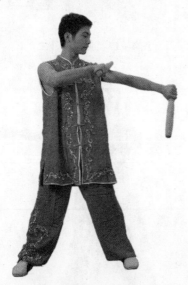

图 4-21　头臂捶（六）

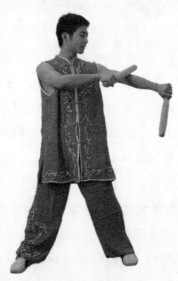

图 4-22　头臂捶（七）

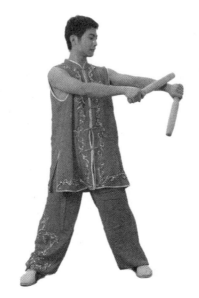

图 4 - 23　头臂捶（八）

以上为左臂捶，左臂捶与右臂捶击打方式相同，不过只是改为以左棒击右肩右臂而已。

（四）腿脚捶

1. 由预备势，双脚开立，向前弯腰躬身，双手持棒从两大腿根部外侧开始击打，边打边向下走到膝盖上侧，共打 8 次（图4 - 24）。

2. 上势不动，再由膝盖下侧有肌肉处开始击打，边打边向下走，直到脚踝骨上方停（图 4 - 25、图 4 - 26）。

3. 由脚踝部棒前移至脚外侧中部击打，再向前移到脚掌前部、脚小趾外侧击打，将足三阳经打通。

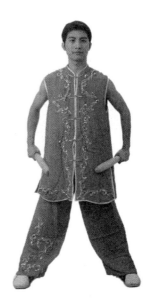

图 4 - 24　腿脚捶（一）

4. 两脚跟向内撇，亮出双脚内侧，以左右棒击打脚前掌内侧及大脚趾根部，然后将棒向上移，击打右脚内侧中部，迎面骨直到膝盖下部。再向上移，过膝盖骨，沿右大腿内侧向上边打边走，直到大腿根部（图 4 - 27、图 4 - 28）。

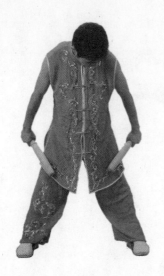

图 4 – 25　腿脚捶（二）

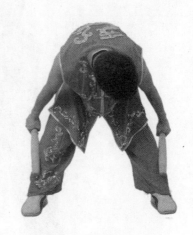

图 4 – 26　腿脚捶（三）

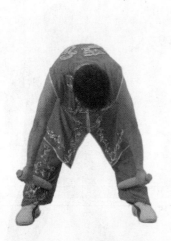

图 4 – 27　腿脚捶（四）

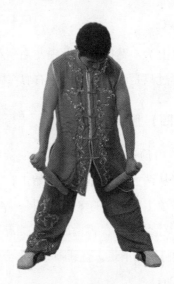

图 4 – 28　腿脚捶（五）

5. 身体前俯，双棒击打臀部，以"环跳穴""臀中穴"为主密密拍打（图4 – 29）。

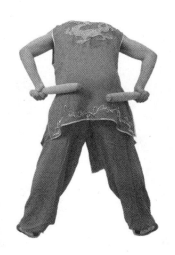

图 4 – 29　腿脚捶（六）

6. 右脚提膝独立，双捶由上到下，重点击打足三里、三阴交、阴陵泉、阳陵泉（图 4 – 30、图 4 – 31）。

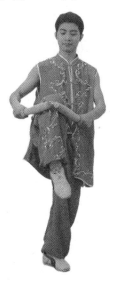
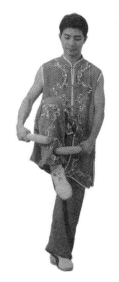

图 4 – 30　腿脚捶（七）　　　　图 4 – 31　腿脚捶（八）

7. 左脚提膝独立，双捶由上到下，重点击打足三里、三阴交、阴陵泉、阳陵泉（图 4 – 32、图 4 – 33）。

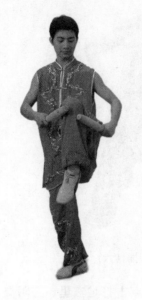
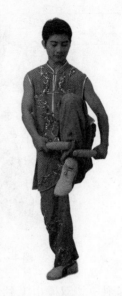

图 4 – 32　腿脚捶（九）　　　图 4 – 33　腿脚捶（十）

　　练功计划：先打任督捶 7 天，每个部位打十捶，然后打带脉捶 7 天，然后加打头臂捶 3 天，再加打腿脚捶。打全身捶开头第 1 个月手法一定要轻，尤其头部、背椎骨、大椎骨、后脑、迎面骨等脆弱部位要倍加注意，只可逐步慢慢加重，打完捶后，必须接着练后面的"活血舒筋拍打功"以疏通经脉气血。在打任督捶及带脉捶时必须贯气拍打，其他部位无须贯气，但必须意注拍打的部位。

二、南少林砖功导气术

　　南少林持砖练气法是练气发劲行之有效的一种方法，其特点为简单易学，出功夫快，不分季节、场地大小，只需一块红砖，选择一块卧牛之地即可练功。

1. 第一式　马步持砖

　　两脚开立成马步，双手持砖在腰间，目视前方（图 4 – 34）。

　　要点：全身放松，意守丹田。

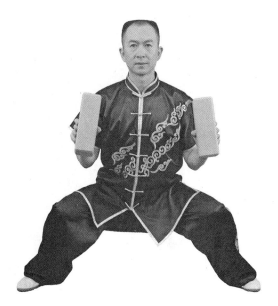

图 4 – 34　马步持砖

2. 第二式　马步推砖

接上式，呼气，左手将砖推出，右手持砖置于腹部。吸气，左手将砖收回，置于腹部，呼气右手将砖推出。意念：吸气时意想丹田混元气由下丹田上升到中丹田（膻中穴），稍闭气，呼气发力，意念丹田混元气由手臂内侧贯注两手劳宫穴，达到砖面。左右手反复练习（图 4 – 35、图 4 – 36）。

要点：马步要稳，推砖时呼吸和动作要协调一致。

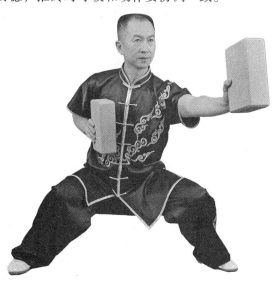

图 4 – 35　马步推砖（一）

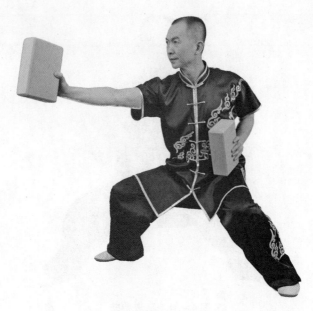

图 4 - 36　马步推砖（二）

3. 第三式　左弓步抡砖

接上式，身体左转，成左弓步。吸气，双手持砖上举，呼气，双手将砖由上至下抡出，两手保持水平状态。意念：吸气时意想丹田混元气由下丹田上升到中丹田（膻中穴），稍闭气，呼气发力，意念丹田混元气由手臂内侧贯注两手劳宫穴，达到砖面。左右手反复练习（图 4 - 37、图 4 - 38、图 4 - 39）。

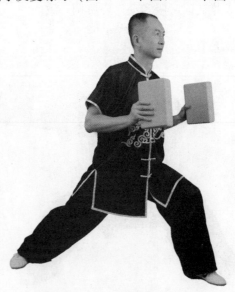

图 4 - 37　左弓步抡砖（一）

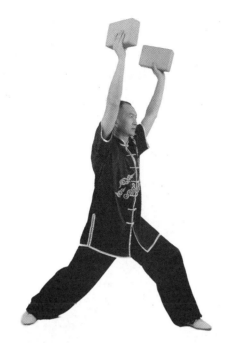

图 4 - 38　左弓步抡砖（二）

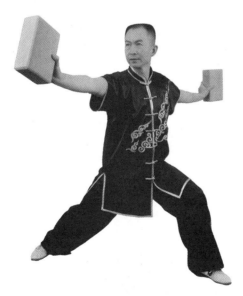

图 4 - 39　左弓步抡砖（三）

要点：弓步要稳，抡砖时呼吸和动作要协调一致。

4. 第四式　右弓步抡砖

接上式，吸气，身体右转，成右弓步。双手持砖上举，呼气双手由上至下将砖抡出，两手保持水平状态。意念：吸气时意想丹田混元气由下丹田上升到中丹田（膻中穴），稍闭气，呼气发力，意念丹田混元气由手臂内侧贯注两手劳宫穴，达到砖面。左右手反复练习（图4-40、图4-41、图4-42）。

要点：弓步要稳，转身成右弓步时要控制重心，抡砖时呼吸和动作要协调一致。

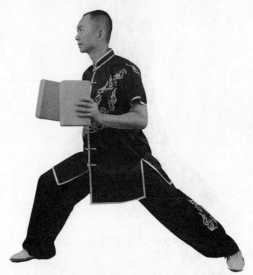

图4-40　右弓步抡砖（一）

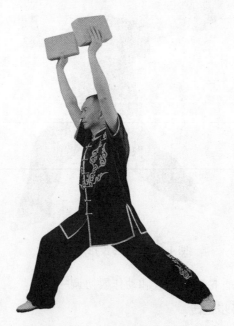

图4-41　右弓步抡砖（二）

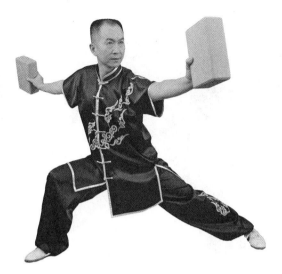

图 4 - 42　右弓步抢砖（三）

5. 第五式　马步展砖

接上式，身体左转，成马步。双手持砖在胸前，稍做调息。吸气，收小腹，呼气，双手将砖由前至左右展出，两手保持水平状态。吸气，双手持砖沿水平面收回，置于胸前。意念：吸气时意想丹田混元气由下丹田上升到中丹田（膻中穴），稍闭气，呼气发力，意念丹田混元气由手臂内侧贯注两手劳宫穴，达到砖面。双手反复练习（图 4 - 43、图 4 - 44）。

要点：马步要稳，展砖时呼吸和动作要协调一致。

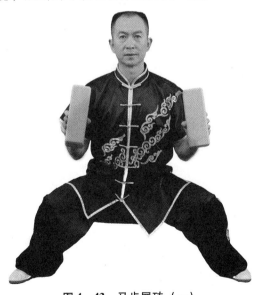

图 4 - 43　马步展砖（一）

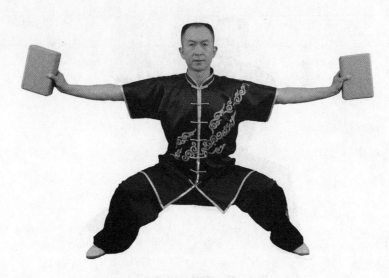

图 4 - 44　马步展砖（二）

6. 第六式　马步托砖

接上式，双手持砖在胸前，稍做调息。吸气，收小腹，呼气，双手将砖向上推出，两手保持上托状态。吸气，双手持砖收回，置于胸前。意念：吸气时意想丹田混元气由下丹田上升到中丹田（膻中穴），稍闭气，呼气发力，意念丹田混元气由手臂内侧贯注两手劳宫穴，达到砖面。双手反复练习（图 4 - 45、图 4 - 46）。

要点：马步要稳，重心不能起伏，托砖时呼吸和动作要协调一致。

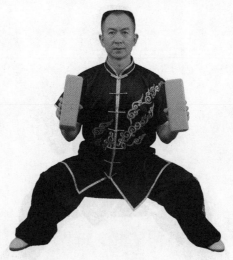

图 4 - 45　马步托砖（一）

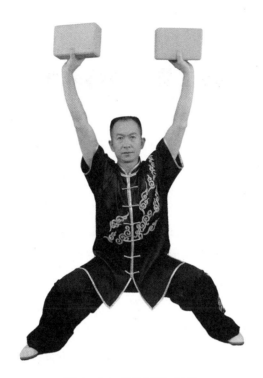

图 4-46　马步托砖（二）

7. 第七式收式

自然站立，循经拍打，全身放松。

第二节　经络养生

一、概述

经络是经脉与络脉的总称，意指周身气血运行的通道。经络是古人在长期生活保健和医疗实践中逐渐发现并形成理论的，它是以手、足三阴经和三阳经以及任、督二脉为主体，网络遍布全身的一个综合系统，它内联五脏六腑，外布五官九窍、四肢百骸，沟通表里、上下、内外，将人体的各部分连接成有机的密不可分的整体。它不仅指导着中医学各科的临床实践，还是人体保健、养生祛病的重要依据。对这些穴位进行按压，可以使经络通畅，祛病延年。

二、穴位

（一）南少林秘传十大养生穴

1. 明目醒脑穴——风池　中医学认为"头目风池主"，就是因为风池穴能治疗大部分风症。风池穴位于后颈部，后头骨下，两条大筋外缘陷窝处，与耳垂齐平，常与攒竹穴、太阳穴、睛明穴、四白穴等配合，治疗眼部疾病，缓解眼部症状。按揉以上穴位，同时配合颈椎矫治，对治疗近视眼具有很好的疗效。此外，按揉风池穴和周围肌肉，可以有效地缓解由外感风寒、内外风邪引发的头痛，以及长时间低头工作导致的颈部疲劳。工作间隙，轻叩风池穴，可起到提神醒脑、消除疲劳的作用。

2. 养胃穴——中脘　中脘穴在腹部正中线上，胸骨下端与肚脐连线中点处，按压时会有酸痛感。胃脘不适者可以常按中脘穴。急性胃痛患者可点按中脘穴，用手指按压10秒，松开，再压，如此反复，三五分钟就可缓解症状；慢性胃脘不适患者可按揉中脘穴，用手掌轻揉，可促进消化；急性胃肠炎患者在按揉中脘穴的同时，还可以按揉天枢穴（位于肚脐旁2寸处）、大巨穴（位于脐下2寸，旁开 2 寸）配合治疗。

3. 补肾固元穴——关元 肚脐以下 3 寸处（约为除拇指外四根手指并拢的宽度）就是关元穴。按揉关元穴可补充肾气，延缓衰老。对男性来说，按揉关元穴可以缓解肾虚、腰酸、脱发等问题。对女性来说，按揉关元穴可以治疗和缓解很多妇科病。按揉关元穴前，要先搓热手掌，将掌心对准腹部的关元穴做搓揉的动作，由轻到重，直到感觉发热。

4. 养护心脏穴——内关 伸开手臂，掌心向上，握拳并抬起手腕，可以看到手臂中间有两条筋，内关穴就在距离手腕两个手指宽的两条筋之间。按揉内关穴有助于血气畅通，用大拇指垂直往下按，每次按揉 3 分钟左右，直至局部感到酸麻。除了保护心脏，内关穴还是救急的穴位，在患者突发心脏病时，先让患者平躺，在等待急救期间，配合按揉内关穴可起到缓解疼痛的效果。此外，按揉内关穴还能缓解头痛、口丁、咽喉疼痛、颈椎病、肩周炎、腰部疼痛等病症。

5. 清热止痛穴——合谷 合谷穴又称虎口，位于拇指和食指合拢后，隆起肌肉最高处。合谷穴有清热解表、镇静止痛的作用，对头面部疾病有很好的缓解和治疗作用。由于风热感冒引起的头痛发热、上火牙疼，吃了药不能马上见效，均可通过指压合谷穴来缓解，力道以感到酸、麻、胀为宜。如果伴有发热，可用瓷汤勺刮颈后部皮肤或用手指揪拉周围皮肤，直到发红发紫，有助于排出热毒，较快退热。

6. 解腰背酸痛穴——委中 委中穴位于膝后腘窝中点处。中医学认为"腰背委中求"，长期久坐、姿势不当造成腰背不适的上班族或常感腰酸背痛的老年人，常按委中穴可以通畅腰背气血。按揉委中穴时，力度以稍感酸痛为宜，一压一松为 1 次，一般可连续按压 20 次左右。值得提醒的是，肾虚引起的腰痛还是要以补肾为本。

7. 舒筋活络穴——阳陵泉 阳陵泉在小腿上，定位此穴时要端坐不动，用手摸腿，膝关节外下方有一个突起，叫腓骨小头，腓骨小头前下方的凹陷就是阳陵泉的位置。平时按揉阳陵泉，再配合活动肩膀，可以缓解肩膀周围的疼痛。此外，阳陵泉还对乳房胀痛、两胁胀痛、肋间神经痛有缓解作用。

8. "全能"穴——足三里 民间一直有"常按足三里，胜吃老母鸡"的说法，足三里位于膝盖骨外侧下方凹陷往下约 4 指宽处。中医学有"肚腹三里留"

的要诀，是指如果有肚腹部的疾病，如慢性胃肠炎、慢性腹泻、胃寒等，都可以按揉足三里。另外，足三里对高血压、冠心病、肺心病、脑出血、动脉硬化等心脑血管疾病也有很好的预防作用。亚健康人群每天按压足三里10分钟，能减轻工作压力，缓解疲劳。

9. 滋阴养颜穴——三阴交 三阴交被称为女性的穴位，位于小腿内侧，脚踝骨的最高点往上3寸处。按揉三阴交，有助于打通人体瘀塞，保养子宫和卵巢，还有调月经、除斑、祛皱、祛痘，治疗皮肤过敏、皮炎、湿疹的作用。从经期前3天开始，每天按揉三阴交，坚持3个月，可以缓解月经不调、痛经等问题。按揉时，将拇指直立放在穴位上，先向下按压再揉，每次1分钟左右，停歇后再揉。因为按揉三阴交有调畅人体气血运转的作用，所以不适合孕妇。

10. 安神健体穴——涌泉 涌泉穴为肾经之首，位于足底，在足掌的前1/3、弯曲脚趾时的凹陷处。民间有"三里涌泉穴，长寿妙中诀，睡前按百次，健脾益精血"的说法。每天洗脚后，用双手大拇指摩搓两足底涌泉穴10分钟左右，有助睡眠。神经衰弱的人可将时间延长为半个小时。天气转暖后，可赤脚或穿袜在鹅卵石路上散步，以刺激涌泉穴。

（二）南少林养生常用穴位

手部

1. 神门 手腕横纹处，从小指延伸下来，到手掌根部末端的凹陷处。

作用：帮助入眠，调节自主神经，改善心悸。

2. 内关 位置在手掌面关节横纹的中央，往上约3指宽的中央凹陷处。

作用：帮助入眠，可调节自主神经，舒缓解压、解除疲劳，改善胸痛、心悸、盗汗，舒缓腹胀感，治疗头晕目眩。

3. 合谷 先以右手拇指内侧横纹，对应左手虎口，拇指下压所按之处即是，或将食指、拇指并拢，虎口处出现隆起肌肉，状若山丘，往后走为山谷凹陷处，即是此穴。

作用：舒缓解压、解除疲劳，消除黑眼圈，眼部减压，增强免疫力，提神醒脑，可舒缓肩颈肌肉僵硬。

4. 曲池 在手肘关节弯曲凹陷处。

作用：舒缓解压、解除疲劳，有疏风清热的作用，助排便，解除脱发危机，可改善肌肤血液循环。

5. 劳宫　中指及无名指往下延伸交会的凹陷处，位置大约在握拳时，中指指尖接触于掌心的位置。

作用：提神醒脑，清心安神。

头部

1. 百会　头顶中正线与两耳尖连线的交点处。

作用：可舒缓肩颈肌肉僵硬，预防头痛，提神醒脑，解除脱发危机。

2. 风池　双手掌心贴住耳朵，十指自然张开抱头，拇指往上推，在脖子与发际的交接线各有一凹陷处。

作用：消除黑眼圈、眼部减压，改善颈部僵硬，消除肩膀酸痛，偏头痛。

3. 承泣　眼球正下方，眼眶骨凹陷处。

作用：消除黑眼圈，眼部减压。

4. 睛明　眼头起点处。

作用：消除黑眼圈，眼部减压，可舒缓肩颈肌肉僵硬，预防头痛，提神醒脑。

5. 攒竹　约眉头附近，眉棱骨向眼眶凹陷之转折处。

作用：消除黑眼圈，眼部减压。

6. 鱼腰　眉毛中点。

作用：消除黑眼圈，眼部减压。

7. 丝竹空　眉尾处。

作用：消除黑眼圈，眼部减压。

8. 太阳　眉梢与眼角之间，向后方约一指宽的地方。

作用：消除黑眼圈，眼部减压，可舒缓肩颈肌肉僵硬，预防头痛，提神醒脑，解除脱发危机。

下肢

1. 足三里　膝盖骨外侧下方凹陷往下约四指宽处。

作用：修饰曲线、恢复窈窕，促进肠胃功能的恢复，促进代谢。

2. 阴陵泉　膝盖下方，拇指与食指由膝盖往下，扣住胫骨两侧缝隙可压到一凹陷处，小腿胫骨内侧缘，往上推到尽头的地方。

作用：修饰曲线、恢复窈窕身材，促进肠胃功能的恢复，促进代谢。

3. 三阴交　脚内踝最高点上方约四指宽。

作用：改善失眠。

4. 阳陵泉　小腿外侧，膝下1寸之凹陷，腓骨小头附近。

作用：改善腿酸腿粗。

5. 承山　跷起脚尖，足跟轻提，在小腿后部肌肉正中出现凹陷处。

作用：改善腿酸，调理腰背疼痛。

6. 涌泉　位于脚底"人"字中心，往下约1/3的凹陷处。

作用：改善失眠。

胸腹部

1. 水分　肚脐上2cm处，腹部中线上。

作用：通调水道，理气止痛。

2. 关元　肚脐正下方四指宽处，腹部中线上。

作用：培元固本，补益下焦。

3. 膻中　位于两侧乳头正中间与胸骨中线的交接点。

作用：对情绪郁闷、心悸、焦躁等有缓解作用。

4. 肩井　位于第7颈椎下与肩膀外高骨突起（即锁骨肩峰端）连线中点。

作用：消除肩膀酸痛，帮助入眠。

背部

1. 夹脊　位于背、腰部，当第1胸椎至第5腰椎棘突下两侧，后正中线旁开0.5寸，一侧17个穴位，左右两侧共34穴。

作用：舒筋活络，调理气血。

2. 大椎　第7颈椎棘突下。

作用：改善头颈疼痛、神疲乏力、感冒、落枕、颈椎病。

3. 肩井　大椎穴与肩峰连线的中点。

作用：开窍通经、理气活络、振奋阳气。用于治疗头颈疼痛、肩背疼痛、麻木、上臂抬举困难、高血压、感冒、风湿病、颈椎病。

4. 天宗　肩胛骨冈下窝的中点凹陷处。

作用：颈项、肩背及上肢的疼痛、麻木，肩背风湿症、外感风寒等病证。

5. 命门　第2腰椎棘突下。

作用：补肾壮阳，强壮腰脊。改善肾虚腰痛、阳痿、闭经、尿频、腹泻、神经衰弱等病症。

6. 腰眼　位于腰部，第 4 腰椎棘突下，旁开约 3.5 寸凹陷中。

作用：强腰健肾，养阴润肺。

7. 肺俞　位于第 3 胸椎棘突下，旁开 1.5 寸处。

作用：宣肺理气，平喘止咳。用于咳嗽气喘、风寒感冒、盗汗、背痛。

8. 心俞　第 5 胸椎棘突下，旁开 1.5 寸处。

作用：调理气血，疏通心脉，宁心安神。用于心悸、冠心病、心绞痛、神经衰弱、失眠、背痛等。

9. 肝俞　第 9 胸椎棘突下，旁开 1.5 寸处。

作用：疏肝利胆，宽胸和胃，清头明目，理气通经。用于情志不畅、胸胁胀闷、头晕眼花、烦躁易怒、肝气郁结、黄疸、脊背痛等。

10. 脾俞　第 11 胸椎棘突下，旁开 1.5 寸处。

作用：健脾化湿，和胃止泻。用于消化不良、溃疡病、糖尿病、呕吐、泄泻、乏力、脾胃虚。

11. 肾俞　第 2 腰椎棘突下，旁开 1.5 寸处。

作用：补益脑髓，强壮腰肾，止咳定喘，聪耳明目。用于肾虚腰痛、腰膝酸软、耳鸣目眩、健忘失眠、月经不调、神经衰弱、不孕等。

三、养生法

（一）南少林床上九段锦

1. 两手对搓一分钟　手掌快速对搓 300 次，刺激手掌的经络穴位可通六经、强化内脏、调和阴阳之气。此操作可治疗肩痛、眼睛疲劳。

2. 手指摩头一分钟　手指由前额深摩头顶至脑后，以每秒 2～4 次的速度，促进脑部血液回流，使发根得到充分营养，头发黑且有光泽。

3. 轻揉耳轮一分钟　双手指轻揉左右耳轮至热，舒适为止。此操作有通经散热、保健听力的作用，尤其对耳鸣、目眩、健忘有防治功效。

4. 转动眼睛一分钟　眼球顺时针和逆时针各转动 30 次，可提神醒目，有强化眼肌、防治慢性角膜炎、近视眼等功能。

5. 拇指揉鼻一分钟　双手拇指上下揉鼻 50 次，可疏散风热、通利鼻窍、宣肺定喘，对感冒、上呼吸道感染、支气管炎，甚至对心脏病、动脉硬化等都有防治功效。

6. 叩齿卷舌一分钟　轻叩牙齿，可使牙根和牙龈活血，卷舌可使舌活动自如，增加其灵敏度。

7. 收腹提肛一分钟　反复收缩，使肛门上提，可增强肛门括约肌的收缩力，促进血液循环。

8. 伸屈四肢一分钟　仰卧时血流缓慢，血液存留四肢过多，通过伸屈运动，使血液迅速回流，供给心脑系统足够的血氧。

9. 蹬摩脚心一分钟　仰卧以双足跟交替蹬摩脚心，可引导肾脏虚火及上身浊气下降，并能清肝明目，对治疗神经衰弱、失眠、耳鸣等均有疗效。

（二）南少林腾筋布气养生术

1. 功理功效　人体的五脏心、肝、脾、肺、肾中，除心、肺两脏外，皆藏于腹中，腹部对五脏六腑都有保护作用。"胸腹者五脏六腑之宫城，阴阳气血之发源。"（《厘正按摩要术》）由此可见，腹部与五脏六腑具有密切关系。日本学者对腹部更有独特的认识，吉益车洞认为："腹为有生之本，百病根于此，是以诊断必候其腹。"用西医学观点观察，对治疗炎症，如肠胃炎、肾脏炎、膀胱炎、尿道炎、前列腺炎均有良好效果，尤其值得一提的是对于性腺的刺激作用极为强烈，有促分泌旺盛，使人重新焕发生理青春，古人称之为"生精产药"。对治疗生殖器官功能失常及衰退、性神经衰弱等症尤其特效。小腹又称"丹田"。小腹部有"气海""关元"等重要穴位，一般称小腹为"元气之本""生命之根"。

易筋内功按摩术在腹部用揉法、摩法、推法等三种手法，这些手法具有补益元气、健脾壮肾、固精养血、安神定志的功效，对治疗颜面萎黄、目精无光、消化不良、月经不调、梦遗、阳痿、泄泻、便秘、腰膝酸软、头发早脱、早白、耳鸣重听等有特殊疗效。南少林易筋揉按术对脐部的刺激可增强人体免疫力。脐，又称神阙，位居腹之中央，内通五脏六腑，外为风寒之门户，因此，按摩脐腹，不仅对五脏六腑之功能起到促进和调整作用，还可以提高机体抵抗力，防止外感六淫之邪的侵袭。脐在腹部的位置非常重要，历代文献多有论述。如《厘正按摩要术》一书在谈到脐部时曾说："人身之有脐，犹天之有北辰也，故名曰天枢，又名神阙，是神气之穴，为保生之根。"又记载了："脐通五脏真神往来之门也，故曰神阙。"按摩脐部，不仅对五脏六腑的功能活动有促进和调整作用，同时，由于脐部内通五脏六腑，外为风邪之门户，揉按脐部可以提高人体对疾病的免疫能力，防止外界致病因子的侵袭。易筋揉按术有益于培补中气，增强内脏混元气的气化，练气入骨。根据西医学原理，易筋揉按术能对神经系统产生良性刺激，建立起全身反射性机制。究其机理，就是通过大脑传达信号，揉按术之力波及于内，意注神行，手到气到，从而引起神经元及神经末梢兴奋，使神经系统产生冲动，传至高级神经中枢，再由神经中枢发出冲动，就会产生各种应激反应，做出调整与协调，从而使各种疾病逐步痊愈，体弱者逐步趋向健康。通过揉按这种特定的方法，使身体的皮膜、骨膜得到充分激活，使其逐步产生形如空鼓的气囊，以这种特性的功能，来产生巨大的抵抗外界击打的能力。

腾骨者有二：①皮肉之间的腾起，是有效地抵御外邪来侵的第一道屏障。②筋骨之间的腾起，即通常所说的腾膜。此处是抵御外界侵犯的后一道防线，是否能够有效地抵御外界的侵入，关键在于易筋腾骨功夫的优劣。易筋腾骨产生的气囊充分发展到全身，所谓气：即是通过各种练功方法的锻炼，所得到的真气，练功者通过特殊的方法把真气布于全身的筋骨、皮肉之间的气囊之中，使之产生巨大的保护身体的能力，这种方法叫作布气。实践证明，连续揉按3个月后，体内的腹膜很快就会腾起来，起到培补中气之益。

2. 操作步骤

（1）潜龙升天法：仰卧，全身松静自然，双目微闭，自然呼吸，凝神意注会阴穴，待有微热感，即将两手搓热，以左手将整个阴囊及睾丸用掌心托起，将意念集中在揉睾丸那只手的手心里，手法要轻柔，睾丸以轻微酸胀、舒适不痛为准，并同时以右手中指用力点按会阴穴81次，直到阴囊发热、阴茎膨胀为止，行功时不可妄动欲念，尽量做到恬恢虚无，四大皆空。在一种灵静的心态中等待气功效应或反应出现。女性在点按会阴穴时，同时左手画"8"字推摩乳房。

该法可防治阳痿、早泄、精索静脉曲张、精子数量过少活力不足等男性性功能障碍及生殖系统功能过早衰退的病症，其中包括防治睾丸、附睾病变。该法对于女性可防治阴道松弛、宫颈脱垂、性冷、减缓性功能衰退等病症。

（2）运转乾坤法：接上式，左手托住阴囊、右手置脐下（掌心向下，意注丹田，双目微闭，清净无念，右手自下而上，自右而左，以肚脐为中心，绕脐按摩一圈，手行神行，神到气到，手住神住，匀速按摩，不可过快，其要领在于既按又摩，既摩又推，使肠胃、丹田、性腺都受到按摩力及热能的刺激，次数共行36圈。左右换手，行功时，左手自下而上，自左而右，绕脐按摩，缓缓行之，要领同上，共行36圈。女性操作时左手按住阴部，其他与男性相同。

该法可通和上下，分理阴阳，去旧生新，充实五脏，祛外感之诸邪，清内生之百症。西医学认为，揉腹可增加腹肌和肠平滑肌的血流量，增加胃肠内壁肌肉的张力及淋巴系统功能，使胃肠等脏器的分泌功能活跃，从而加强对食物的消化、吸收和排泄，明显改善大小肠的蠕动功能，可起到排泄作用，防止和消除便秘。

（3）推宫过穴法：接上式，第一步，双手放置于脐下，由正中自下而上，又自上直下，推摩身体，此为一次。自下而上时，推摩至胸部两乳间止，向下返回时，到下腹部阴毛处为止。上推使肾气至心，向下推使心气入肾，能使心肾相交，水火既济。共行36次。第二步，右手循身体左侧肋骨线推摩，自下向上推，到左胸部锁骨止，又自上而下推，到左侧阴毛处止，如此一上一下为一次。共练习36次，左右换手，如前式。左手循身体右侧肋骨线如上法练习，共36次。第三步，右手平置脐下，自下而上，到左胸部锁骨处后，横向右推摩至右胸部锁骨处，转向下推揉，至起手处为一周，恰如一大长方圆圈，为一圈，共练习36圈。左手平置脐下，自下而上，至右胸部锁骨处，横向左推摩至左胸部锁骨处，转向下推揉，至起手处为一圈，共练习36圈。

现代科学研究表明，要获得较强的免疫力，除了服用一些药物调节外，按摩胸部是调节胸腺素、提高免疫力的一条重要途径。该法能使"休眠"的胸腺细胞处于活跃状态，可增加胸腺素分泌，作用于各脏器组织，可提高免疫功能，对防治疾病、推迟衰老极为有益。

（4）狮子滚球法：接上式，右手掌尽量右移，横掌置右腹侧，以手掌掌根用劲，由右向左按推腹部，到左腹侧止，着力部位吸定腹部皮肤，用力均匀沉缓，动作协调，移动缓慢，然后用掌指用劲，向右按原路拿回，动作沉稳缓和，均匀有节律，力度适中，由轻渐重，劲道全用在腹部，一推一拿，一个来回为一次，共练习36次。左右换手，左手掌放在左腹侧，方法同上，一个来回为一次，共练习36次。操作范围达整个腹部。

该法具有舒筋活血、解痉止痛、理筋整复、祛瘀消积、健脾和胃等作用。经常推揉腹部，还有利于人体保持精神愉悦，睡前推揉腹部，有助于入睡，防止失眠。对于患有动脉硬化、高血压、脑血管疾病的患者，按揉腹部能平熄肝火，使其心平气和，血脉流通，可起到辅助治疗的良好作用。

（5）钟鼓齐鸣法：凡上述所推拿按摩之处，均用双手十指捏拿一遍，然后再握虚拳，捶打一遍，随着日久功深，用力逐渐加重。该法具有活血通络、调和气血、祛风散寒、镇静安神、解痉止痛等作用。

（6）收功法

第一步，揉按肾俞，盘腿静坐片刻，待心平气和后，即用双手互搓发热后，以两手掌心擦左右两腰肾俞穴。舌尖顶上腭，双目正视前方，尽量保持内心平静，同时紧缩肛门。两手叉腰，用大拇指腹揉按肾俞穴，揉按49次左右，直至局部甚至全身发热。该法可防治各种肾虚之症，如阳痿、早泄、癃闭、腰痛，以及脱肛、痔疮等。

第二步，两手抚膝，脊柱伸直，活动颈项，头前俯、后仰、左右转各9次，然后以两手十指捏揉颈部。该法可防治颈椎病、腰椎病。

第三步，用手捧头，十指张开，大拇指在脑后上，其他四指在前头部，指微微用劲，再向后捏拿整个头部。自额上发际起，到后脑颈项止，均匀捏拿按揉，由前至后，各按9次。接上式，改捏拿按揉为弹拍叩击，以手指弹、以全掌拍、以指头扣、以拳抡击，每次均以不轻不重的力度施行于整个头部，9次即可。该法有助于降低血压，可预防脑出血，防止脱发。

第四步，两手互搓发热后，热敷面部。十指朝上，两掌并按于鼻两侧。向面部左右摩擦，至耳后止，共练9次，再以同法自下而上擦脸，手掌擦至前额时，分左右向下擦至下颌，共练9次，务必使整个面部都被擦揉，然后用指腹轻轻将面部揉捏一遍。该法可使人面色红润，不生皱纹。

第五步，闭目，以两手搓至极热熨两目，并向左右推摩至耳处，反复练习9次，再闭目运转眼珠，上下、左右缓缓运转9次。然后两手手指向脑后，掌心紧压耳部，手指贴紧后脑，以食指弹击后脑36次。该法可使眼内虚火外泻，有助于防止眼疾，同时可以增强听觉，预防耳疾。

第六步，两手相握，放在脐前，先耸一下右肩，再耸一下左肩，然后双肩同时耸一次，这为一回，共练习9回。接上式，运动两肩，使左右肩做上—前—下—后的运动，在右肩向前时，左肩向后，两肩同时做相反的画圆动作。如此运转9次。该法可防治肩周炎及肩背酸痛。

3. 注意事项

（1）练功过程须注意保暖，因为练功时要解开衣服，所以要调整好室内温度。

（2）早晚练功前，应先排大小便，空腹并不感饥饿，每日行功两遍。

（3）腹部皮肤有化脓性感染或腹部有急性炎症（如肠炎、痢疾、阑尾炎等）时，不宜按揉，以免炎症扩散。

（4）妊娠期、经期妇女不宜练习。

四、南少林经络拍打养生操

南少林经络拍打养生操是从古代流传的"拍击功""排打功""摇身掌"及"按摩法"等演化而来的。经络拍打起于先秦，古代神医扁鹊、华佗曾用此法治病，兴于唐宋，臻于当代，拍打是中华优秀的自然疗法之一，属于传统按摩疗法中的一种常规手法，其轻者为"拍"，重者为"打"。拍打是以手指、掌、拳等通过对体表相关部位、经络和穴位的刺激，使人体产生一系列病理生理上的变化，从而达到强身祛病的目的。

人体十二经脉，再加之奇经八脉中的任脉和督脉，合称十四经脉。十四经脉是人体经络中最主要的部分，经脉是人体气血的通道，通则不痛，痛则不通。《灵枢·经别》说："经脉者，人之所以生，病之所以成，人之所以治，病之所以起。"所以经脉决定生命是否存在，决定疾病是否发生，也决定疾病的治疗效果。经脉不通是万病的起源，而要治愈疾病则必须从疏通经脉开始。

经络拍打可疏通经络、活跃气血、消除疲劳、解痉镇痛、增进健康、防治疾病，而且方法独特、简便易行、安全可靠、适用面广、效果显著。《素问·调经论》曰："血气不和，百病乃变化而生。"《医宗金鉴》曰："气血郁滞，为肿为痛，宜用按摩法，按其经络，以通郁闭之气……其患可愈。"中医学认为，人之所以生病，是因为经络阻滞，气血虚弱，外邪入侵所致，通过辨证施治，对症拍打相关经络、穴位，可使经络通畅，气血旺盛，从而达到防治疾病、"诸脉皆通，通则疾除"的效果。

1. 头部拍按法 双手各以四指按住头皮中间，拇指随扶在旁，如图所示，然各以四指用力按点"百会穴"前后头皮，边按边向前移动，到发际处停止，然后再回到"百会穴"处,如此按3遍;然后各以四指前后擦头皮3次即可。接着两手从前至后轻轻拍打头部15下,能预防脱发、改善睡眠、增强记忆力。百会穴位于头顶正中,属督脉穴。百会穴为三阳五合之所,即足太阳经、足少阳经、手少阳经、督脉、足厥阴经俱会通于此而入脑内。四周各穴罗列有序,大有百脉朝宗之势。头部拍按法可息肝风,潜肝阳,举阳气下陷,清阳明燥热,散风热于上,可治中风、心脑血管疾病与神经系统疾病,且有下病上治之特效(图4-47、图4-48)。

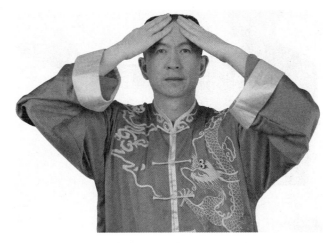

图4-47　头部拍按法(一)

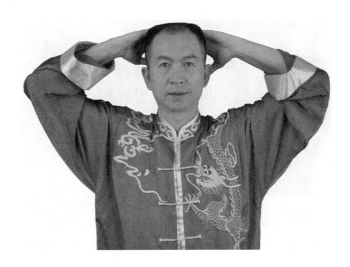

图4-48　头部拍按法(二)

2. 手三阴三阳拍打法 站立位，左臂平举，掌心向上，以右手掌拍打肩关节，再将左臂向前平伸，掌心先向上，后向下，用右掌拍打整个左臂。然后再用同样方法以左掌拍打右手。此法能改善肌肉组织营养，可保持肌肉的弹性和张力，防止衰老，防治肩部酸痛、肩关节周围炎、老年性关节僵硬等（图4-49、图4-50、图4-51、图4-52、图4-53、图4-54、图4-55、图4-56）。

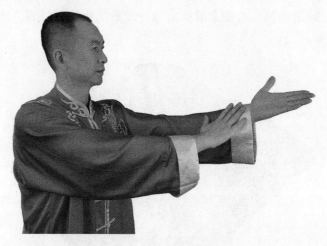

图4-49 手三阴三阳拍打法（一）

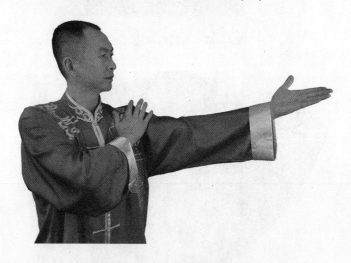

图4-50 手三阴三阳拍打法（二）

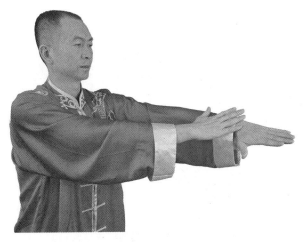

图 4 – 51 手三阴三阳拍打法（三）

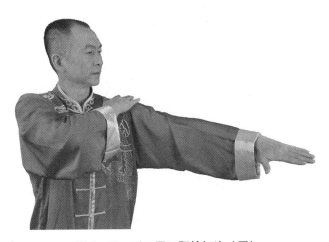

图 4 – 52 手三阴三阳拍打法（四）

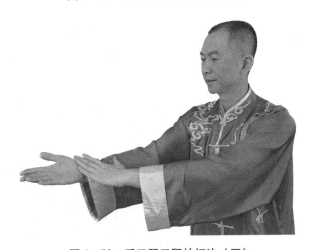

图 4 – 53 手三阴三阳拍打法（五）

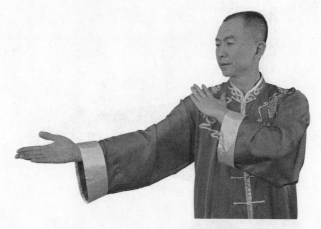

图 4 - 54　手三阴三阳拍打法（六）

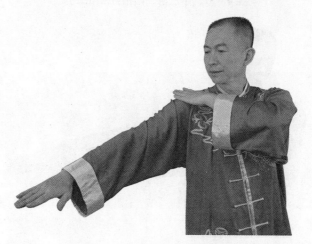

图 4 - 55　手三阴三阳拍打法（七）

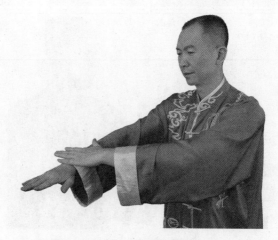

图 4 - 56　手三阴三阳拍打法（八）

3. 腰背拍打法　站立位，一手下垂，另一手伸向后背，以指背、掌背拍击背和腰部，左右交替拍打 3 遍即可。拍打腰背部，有助于减轻呼吸道及心血管疾病症状。同时，此法还可防治中老年人肌肉萎缩，促进局部肌肉健康，增加肺活量，增强机体免疫力（图 4－57、图 4－58）。

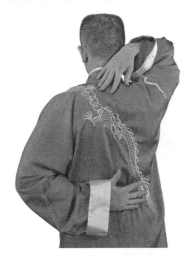
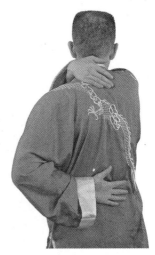

图 4－57　腰背拍打法（一）　　　　　图 4－58　腰背拍打法（二）

4. 骶尾拍打法　站立位，以双手的掌背拍打骶部、尾骨两侧、臀部约 3 分钟。尾椎本身无穴位，不属于任何经脉，但属全身龙骨之起始，可谓牵一发而动全身，加之其周围穴位罗列密布，故拍打尾椎不但能起到极好的保健作用，而且可震动其附近穴位（如长强穴、腰奇穴、贫血灵穴等），从而起到通经活络、强健机体的作用。在拍打尾椎时，用力一定要适中，不可妄用拙力，以免自伤。本法可治疗前列腺疾病、性功能减退、便秘、痔疮等病症（图 4－59、图 4－60）。

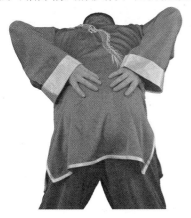
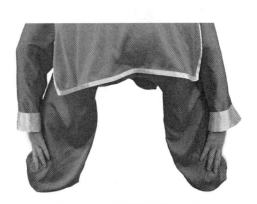

图 4－59　骶尾拍打法（一）　　　　　图 4－60　骶尾拍打法（二）

5. 足三阴三阳拍打法 双掌由大腿拍打结束后再拍打下肢，由大腿至小腿反复进行，先下肢外侧，后拍打下肢内侧。拍打 3 遍即可，可防治肾、肝、胆、胃、泌尿及生殖系统疾病。此法对下肢血栓闭塞性脉管炎、精索静脉曲张、腰腿痛、坐骨神经痛等有疗效（图 4 –61、图 4 –62、图 4 –63）。

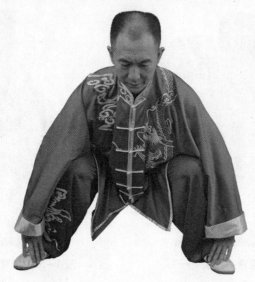

图 4 –61　足三阴三阳拍打法（一）

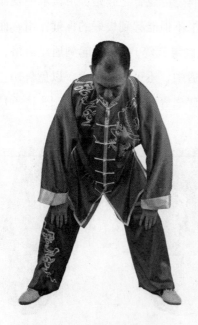

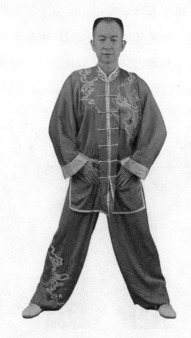

图 4 –62　足三阴三阳拍打法（二）　　　图 4 –63　足三阴三阳拍打法（三）

6. 独立拍小腿法 双掌同时由下至上，由上至下拍打左小腿，拍打3遍即可，右脚同左脚。此法能防治膝关节炎，可有活血理气、舒筋通络、调理脾胃等疗效（图4-64、图4-65）。

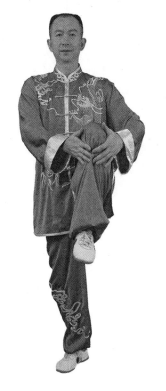
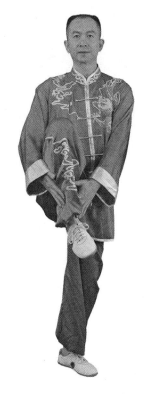

图4-64 独立拍小腿法（一）　　　　　图4-65 独立拍小腿法（二）

7. 胸腹拍打法 以双拳拍击胸部、腹部以及两侧，吸气时轻拍，呼气时稍重，操作3～5遍。此法有宽胸下气、调理肠胃、强健心脏的作用，兼治胃肠功能紊乱、便秘等症（图4-66、图4-67）。

8. 收式（气沉下丹田） 气沉丹田其重点是修炼下丹田，即会阴穴之上、命门穴之前下，此部位主要是人体的性腺系统，久练此部位，使性腺的功能得以改善，性激素分泌增加，生理功能增强，特别是经过"炼精化气，炼气化神"的重要过程，实现还精补脑的功能，从而使大脑洗心涤滤，气血平衡，可以使人体生命力旺盛，起到祛病延年、养生健身、健康长寿的效果（图4-68、图4-69、图4-70）。

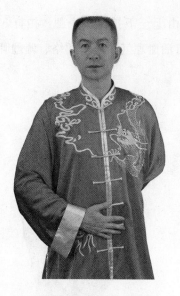

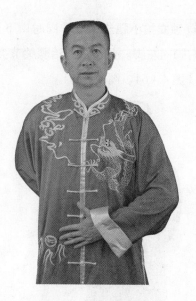

图 4-66　胸腹拍打法（一）　　　　图 4-67　胸腹拍打法（二）

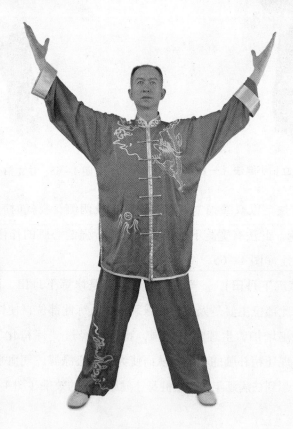

图 4-68　收式（一）

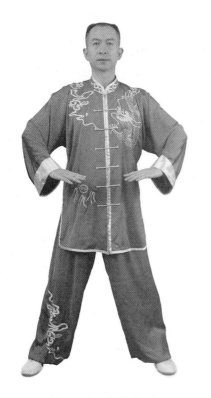

图 4-69 收式（二）

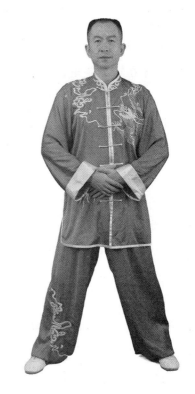

图 4-70 收式（三）

五、经络养生时间

古人将时间分为十二时辰，而我们人体有十二经络，十二时辰与十二经络是相对应的，不同时辰对应不同的经络，我们可以根据这些来养生。

十二时辰与中医经络养生

1. 胆经子时（23：00~1：00） 此时胆经最旺。

摄生学认为：肝之余气，泻于胆，聚而成精。胆为中正之官，五脏六腑决定于胆气以壮胆，邪不能侵。胆气虚则怯，气短，谋虑而不能决断。因而可知胆的重要性。胆汁需要新陈代谢，人在子时前入睡，胆方能完成代谢。"胆有多清，脑有多清"，凡在子时前入睡者，晨醒后脑筋清楚，精神和，面红润。反之，子时前不睡者，会导致失眠，长期熬夜会导致口干、口苦、目眩、耳鸣等。

2. 肝经丑时（1：00~3：00） 此时肝经最旺。

"肝藏血"，人的思维和行动要靠肝血撑持，衰废之血的裁减，新生之血的孕育，都是在肝经最旺的丑时完成。摄生学认为：人卧则血归于肝。若丑时未入睡的话，肝还在输出能量，无法完成新陈代谢。所以丑时前未入睡者，面色青灰，情志倦怠而焦躁，易生肝病。肝经最旺的丑时是肝脏修复的最佳时段。

3. 肺经寅时（3：00~5：00） 此时肺经最旺。

"肺朝百脉"，肝于丑时推陈出新，将新鲜血液提供给肺，经由肺送往全身。因此，人在早晨面色红润，精神抖擞。寅时，有肺病的人反应尤为强烈，且此时脉搏最弱。

4. 大肠经卯时（5：00~7：00） 此时大肠经最旺。

"肺与大肠相表里"，肺将充足的新鲜血液布满全身，紧接着促进大肠经进入兴奋状态，完成对食品中水分与营养的吸收，排出渣滓。这时起床，大肠蠕动旺盛，适合排泄。

5. 胃经辰时（7：00~9：00） 此时胃经最旺。

在7：00过后吃早餐最容易消化。如果胃火过盛，表现为嘴唇干，重则豁嘴或生疮。每天此时敲胃经最佳，开始振奋人体的消化系统。

6. 脾经巳时（9：00~11：00） 此时脾经最旺。

"脾主运化""脾统血"，脾是消化、吸收、排泄的总调度，又是人体血液的统领。"脾开窍于口，其华在唇。"脾的功效好，表现为消化吸收好，血的质量好，嘴唇红润。唇白标志着血气不足，唇暗、唇紫标志着寒入脾经。

7. 心经午时（11：00~13：00） 此时心经最旺。

"心主神明，开窍于舌，其华在表。"心气鞭策血液运行、养神、养气、养筋。人在中午能小睡片刻，对于养心大有裨益，可保持心情愉悦，以致晚上仍精神抖擞。

8. 小肠经未时（13：00~15：00） 此时小肠经最旺。

小肠分清浊，把水液归入膀胱，糟粕送入大肠，精华上输至脾。未时是小肠最活跃的时候，故午餐应在下午13时前吃。

9. 膀胱经申时（15：00~17：00） 此时膀胱经最旺。

膀胱储藏水液和津液，轮回水液并将尿液部分排出体外。津液在体内轮回，若膀胱有热，可致膀胱咳，咳而致夜尿症。此时应适当多饮水。

10. 肾经酉时（17：00~19：00） 此时肾经最旺。

"肾藏于生殖之精，肾为天赋和五脏六腑之精之根。"人体经过申时泻火排毒，肾在酉时步入储藏精华的阶段，适合休息。

11. 心包经戌时（19：00～21：00）　　此时心包经最旺。

心包为心之外膜，附有脉络，是气血通行之道。邪不能容，容之心伤。心包是心的保护组织，又是气血运行的通道。心包经戌时行旺，可断根心脏周围外邪，使心脏处于无缺状况。心包经旺时宜随便走走，这时心脑颅神经器官系统最活跃，心脏欠好的人最好这时候敲心包经，成效最佳。

12. 三焦经亥时（21：00～23：00）　　此时三焦经最旺。

三焦是六腑中最大的腑，具备主持诸气、疏通水路的作用，亥时三焦通百脉，人如果在亥时进入深度睡眠，百脉可休养生息，对身体十分有益，百岁老人有个共同独特之处，即亥时困觉，故此时段内睡觉最佳，易于第二日起床后精神倍好。

第三节 运动养生

一、运动与健康、体质的关系

"生命在于运动",战国时期吕不韦在《吕氏春秋》中曰:"流水不腐,户枢不蠹,动也。形气亦然,形不动则精不流,精不流则气郁。"此句说明不断运动是保持生命力经久不衰的关键所在,人的形体和精气需要经常运动方能强壮充盛。倘若形体不运动,则易导致精气不能畅达周身,脏腑气机郁闭,轻则诸病丛生,重则危及生命。

现代研究表明,人体的每个细胞无时不在运动,合理运动可以改善人体各个系统的功能,使肌肉发达、骨骼强健,从而促进血液循环,增强心脏功能,还可加快呼吸,增加气体交换。合理运动还可增强脾胃功能,促进整个机体的新陈代谢,加强对肌肉和各内脏器官的调节能力,增强中枢神经系统的功能。一旦体质增强,抗病能力也随之加强,从而减少发病的机会,若已患病,恢复起来也比体质弱的人要快。

大量实践证明,适度运动可以增强机体对自然界的适应能力,提高对疾病的抵抗力。运动是生命的特征,是人类健康长寿的保证,也是重要的养生方法之一。运动养生应遵循以下原则。

1. 全面锻炼 人体是一个有机整体,需要全面的运动锻炼,才能保证身体发展的平衡性和协调性。通过运动,才能使身体形态、各个器官与系统的功能、身体的各种素质和基本活动能力得到全面的发展和锻炼。由于不同的运动项目对机体的影响作用不同,根据自身体质,选择合适的锻炼项目和健身方法,有助于功能的全面提高。

2. 动之有度 运动养生是通过锻炼以达到健身之目的,所以要注意掌握运动量的大小。运动量太小则达不到锻炼目的,起不到健身作用,太大则会超过机体耐受的限度,反而会使身体因过劳而受损。正如"养性之道,常欲小劳,但莫大疲及强所不能堪耳"（《千金方》）。如果运动锻炼没有一定的强度，无法引起身体的适度反应，就不能获得超量的补偿。没有超量的补偿，则达不到锻炼的目的。不同的个体，可以根据自己的健康状况决定运动时间和强度，一般在适宜的强度下，每次应坚持运动 30～60 分钟。

3. 经常持久　人体的各个器官都具有"用进废退"的特点。因此，只有坚持有规律的运动锻炼，养生效果才会明显和持久。尽管我们短时间的运动锻炼能对身体功能产生一定的影响，但是一旦停止运动锻炼后，这种良好的影响作用就会逐渐减弱和消退。锻炼者可根据自己的情况，合理地安排运动计划。因气候等条件限制而无法在室外进行锻炼的时候，可以根据现有条件改在室内进行必要的运动锻炼；因学习紧张而不能按原计划进行体育锻炼时，可以充分利用零星时间进行体育活动。一天进行几次短时间的体育活动同样会取得较好的锻炼效果。美国威斯康星大学的研究认为，每周至少应该锻炼 3 天，每天 50～60 分钟，如果每天坚持认真锻炼 10 分钟以上，往往能收到较好的效果。一般认为，最理想的是每天坚持运动，若实在有困难，也应隔日 1 次，每次 30 分钟左右。

4. 循序渐进　运动锻炼的循序渐进是指在学习运动技能和安排运动负荷时，要由小到大、由易到难、由简到繁，逐渐进行。不少人在开始锻炼时积极性很高，活动量也很大，但坚持不了几天，就失去锻炼热情，出现各种不良反应。产生这一现象的原因可能有以下几种：开始活动时运动量大，机体无法很快适应，身体疲劳反应很大，锻炼者受不了这么大的"苦"而停止锻炼；对参加锻炼的期望值过高，认为只要进行体育锻炼就会有立竿见影的效果，结果锻炼几天后，未见明显效果，因而对体育锻炼大失所望；开始体育锻炼运动量太大，身体不适应，造成运动损伤等。

运动锻炼要循序渐进：一方面，运动量要逐渐增加，开始运动量不宜过大，时间也不宜过长；另一方面，应该逐渐延长锻炼时间。对于某些较剧烈的运动，初次锻炼可能引起肌肉酸痛，不必担心，继续坚持锻炼，1 周左右症状就会消失，2～3 周就会尝到甜头。

二、运动的方法与手段

中医学历来重视对体质的研究，早在《黄帝内经》便有了对体质的初步认识。中医体质理论秉承"天人合一"的哲学思想，认为人与自然界、社会是一个整体，人能影响社会，社会的进步、治或乱亦能影响身体。中医体质理论遵循"形神合一"的整体观念，认为人是一个有机整体，注重"心身统一"，认为心为一身之主宰，心神安定，则五脏六腑皆安定，若心神不宁，则五脏不安，容易产生各种疾病。心神，也就是现代所谓的心理活动。

2009 年，中华中医药学会颁布了《中医体质分类与判定》标准。该量表是在中医学理论指导下，对体质现象进行系统研究，发现并证实中国人的九种体质类型：血瘀体质、特禀体质、气郁体质、平和体质、湿热体质、痰湿体质、气虚体质、阴虚体质、阳虚体质。九种体质中，平和体质是指身体健康、心理正常，对外界环境、社会环境的适应能力强，其余八类属于偏颇体质，提示机体处于亚健康或疾病状态。

根据九种体质特征，为不同的体质提供了不同的养生方案，可以根据自己的体质，按照"辨体施养"的原则，选择合适的养生方法，调整偏颇体质为平和体质。从某种意义上说本书也是给习练者提供了一套"量体定做"的养生方案，根本目的是真正促进习练者的体质健康，强健学习者的身心，使他们能够健康地为社会服务。

三、运动处方

1. 平和体质运动处方　平和体质人群运动处方制订可根据年龄、性别、个体兴趣爱好选择不同的锻炼项目。例如球类运动中的篮球、排球、足球、乒乓球、羽毛球、网球等，休闲运动如健美操、游泳、跆拳道、长跑等，传统保健体育项目如太极拳、五禽戏、练功十八法等。运动负荷的评定可选择心率监控判断为主，一般控制在中低负荷的运动强度。心率监控的总体方法：60% ~85% 的最大心率（最大心率 =220 – 年龄），持续时间一般在 30 分钟以上，每周 3 ~5 次。平和体质的人锻炼以有氧运动、肌肉力量及柔韧性素质练习为主，注意要坚持锻炼。

2. 气虚体质运动处方　中医基础理论认为气虚体质者的体能偏低，且过劳易于耗气，气虚体质人群在运动时很容易疲劳、出汗甚至气喘。因此，气虚体质者不宜进行高强度运动，可选用较为柔缓的方式进行锻炼，如跳广播操、打太极拳、练健身气功、散步、慢跑等，对改善此种体质有很好的帮助。

气虚体质的人因为体能偏低，机体的基础代谢也偏低，而且过于劳累后容易耗气，注意"形劳而不倦"，选择适当的运动量，循序渐进，持之以恒。气虚体质的人不要进行跑步机一类的活动，在运动过程中坚持中等偏低运动强度，可在机体完全适应原有运动量的基础上，适当延长运动时间来增加运动的刺激效果，但增加量一定要适可而止。

运动负荷的评定总体方法：60%～70%的最大心率，持续时间一般在20～30分钟，每周总次数可根据锻炼者身体状态进行调整，一般6～10次为宜。从现代运动生理的角度分析，气虚体质的人脏腑功能状态低下主要是心肺功能不足，可通过健步走、慢跑、跳健身操等有氧锻炼方法强化心肺功能。气虚体质的人不宜进行强体力运动，不宜做大负荷和出大汗的运动，忌用猛力或做长久憋气的动作，以免耗损元气。

3. 阳虚体质运动处方　中医学认为"动则生阳"，阳虚体质的人宜每天进行1～2次体育锻炼，具体项目因体力而定。根据中医学"春夏养阳，秋冬养阴"的观点，阳虚体质的人锻炼时间最好选择春夏季节，一天中又以阳光充足的上午为最佳，其他时间锻炼则应当在室内进行。阳虚体质的人怕寒，比较容易受风寒侵袭，锻炼时应注意保暖避寒。锻炼应选择温暖的天气，进行户外运动锻炼，不宜于阴冷天气或潮湿之处锻炼身体，比如在水中游泳易受寒气和湿气，一般不太适合阳虚体质的人。阳虚体质的人夏天运动不宜过于剧烈，冬天避免在大风、大寒、大雾、大雪及空气污染的环境中锻炼。阳虚体质的人以振奋、提升阳气的锻炼方法为主，以提高肌肉力量、爆发力训练为主，可供选择的运动项目如跳绳、拉力器或哑铃的肌肉抗阻练习、短距离的中速跑、有氧健身操及对抗性小球练习等，可以振奋阳气，促进阳气的升发和流通。运动量不能过大，不可大汗出，以防汗出伤阳。运动负荷的评定总体方法：50%～60%的最大心率，运动时间一般控制在20分钟左右，进行相关力量和爆发力力量训练，组间休息可适当延长，一般每周运动3～5次为宜。

4. 阴虚体质运动处方　阴虚体质是由于体内津液精血等阴液不足造成的，所以运动时容易出现口渴干燥、面色潮红、小便少等症状。因此，阴虚体质的人适合做中小强度、间断性的运动，应避免大负荷剧烈运动，可供选择的健身项目如游泳、健步走、练太极拳、练健身气功等。阴虚体质的人运动中应控制出汗量，及时补充水分，锻炼的内容应多元化，避免单一化，以提高心肺功能、肌肉力量及柔韧性练习为主。阴虚体质的人容易上火，皮肤干燥，可以经常游泳，这样经常泡在水里能够滋润肌肤，减少皮肤瘙痒。阴虚体质的人不适合夏练三伏，应减少在炎热的夏天或闷热的环境中运动。运动负荷的评定总体方法：60%左右的最大心率，持续时间可根据个体情况调整，运动间歇时间适量延长，每周3～5次为宜。总之，对于阴虚体质的人来说，适合做中小强度、间断性的身体练习。

5. 痰湿体质运动处方　痰湿体质的人多形体肥胖，易于困倦，故应根据自己的具体情况循序渐进，长期坚持体育锻炼。痰湿体质的人要增加机体物质代谢，适当促进能量消耗，应尽量选择低强度、长时间、不间断、有规律的运动项目，有氧运动很适合痰湿体质的人。所有中小强度较长时间的全身运动都属于有氧运动，如健身跑、打球、游泳、练武术、蹬自行车、练舞蹈等，均可选择。痰湿体质的人，要尽量避免在炎热和潮湿的环境中锻炼。西医学认为痰湿体质的人形体肥胖，与高血压、高血脂、冠心病的发生具有明显的相关性，制订运动处方应紧密结合医学检查指标，防止运动中心血管意外的发生，运动阶段性目标以减重减脂为目的，一切针对单纯性肥胖的体育健身方法都适合痰湿体质的人。运动负荷的评定总体方法：60%左右的最大心率，持续时间可根据个体情况调整，一般每天1～2次，每次40分钟左右。总之，痰湿体质的人适合低强度、长时间、不间断、有规律的有氧运动项目。

6. 湿热体质运动处方　湿热体质的人适合做大强度、大运动量的锻炼，比如中长跑、游泳、爬山、打球、练武术等，可以消耗体内多余的热量，排泄多余的水分，达到清热除湿的目的。湿热体质的人在运动时应当避开暑热环境，夏天由于气温高、湿度大，最好选择在清晨或傍晚较凉爽时锻炼，有助于调理脾胃，清热化湿。运动处方以有氧运动为基础，结合全身小肌肉群力量和柔韧性练习为辅，力量训练在健身教练的指导下，可采用杠铃阻力负荷方法进行锻炼。运动负荷的评定总体方法：70%～80%的最大心率，持续时间可根据个体主观疲劳感觉调整，一般每天1次，每周运动4～6次。总之，湿热体质的人适合做大强度、大运动量的运动，以达到清热除湿的目的。

7. 血瘀体质运动处方　血瘀体质的人心血管功能较弱，不宜做大强度、大负荷的体育锻炼，而应该采用中小负荷、多次数的锻炼，应多采用一些有益于促进气血运行的低负荷有氧耐力训练、辅助柔韧性练习的运动项目。此种体质的人在运动时要特别注意自己的感觉，如有胸闷、呼吸困难、眩晕、两腿无力等症状时应立即停止运动。血瘀体质的人应常常加强体育锻炼，多做有益于心脏血脉的活动，各项活动以助气血运行为原则，打太极拳、练健身气功、打球、跳各种舞蹈、跳绳、踢毽子、健步走、关节拉伸操等均可实施，有利于将身体各部位活动起来，助气血运行，除气血瘀滞，从而增强体质，调节精神。运动负荷的评定总体方法：一般运动负荷要求50%～60%的最大心率，持续时间可根据个体情况调整，一般每天1～2次，每次30分钟左右。总之，血瘀体质的人只有经常做小强度、舒缓的运动，才能有效地改善体质，保证健康。

8. 气郁体质运动处方　气郁体质是由于长期情志不畅、气机郁滞而形成的，运动可以疏通经络、调畅气机，所以通过运动就能达到很好的养生效果。气郁体质的人体育锻炼的目的是调理气机，舒畅情志。此体质之人可通过大强度、大负荷的锻炼来鼓动气血，疏发肝气。应尽量增加户外活动，锻炼以感兴趣的运动项目为主，起到积极的发泄作用，大强度、大负荷的练习是一种很好的发泄式锻炼，如跑步、登山、游泳、打球、跳舞、练武术等，有鼓动气血、疏发肝气、促进食欲、改善睡眠的作用。制订运动处方以大负荷训练为主，侧重加强有氧、肌肉耐力素质训练，并结合一定的速度爆发力练习。同时，必须做好放松入静的训练，忧郁的人常伴有焦虑状态，可做拉伸练习等。运动负荷的评定总体方法：70%～80%的最大心率，持续时间可根据个体主观疲劳感觉调整，一般每天1次，每周4～6次。总之，气郁体质的人可通过大强度、大负荷的锻炼来鼓动气血，疏发肝气，应尽量增加户外活动。

9. 特禀体质运动处方　对于过敏体质的人来说，通过运动锻炼增强体质是一种疗养的好方法。根据各种特禀体质的不同特征，选择有针对性的运动锻炼项目，逐渐改善体质。过敏体质的人要避免春天或季节交替时长时间在户外锻炼，防止过敏性疾病的发作。运动项目以有氧运动为基础，辅助徒手或器械抗阻练习，如健步走、骑自行车、做哑铃抗阻运动、游泳、做传统保健体育项目等。运动负荷的评定总体方法：60%左右的最大心率，持续时间一般在30～40分钟，一般每周6次为宜。总之，特禀体质的人应根据自身体质特征选择有针对性的运动锻炼项目，以逐渐改善体质、增强体质为主。

第四节 运动损伤的防治

一、运动中慢性损伤的防治

运动及锻炼难免会产生各种运动性损伤，及时正确的防治措施将有助于损伤的迅速康复。如果未对急性损伤进行及时或适当的处理，病情经逐渐积累将会转变成慢性软组织损伤。它也可能是因为局部长期负荷过度，引起的细微损伤积累而成的劳损。改善局部的血液循环，促进组织的新陈代谢，合理安排运动负荷是防治急性损伤的主要原则。

（一）腰肌劳损

1. 运动导致腰肌劳损产生的原因

（1）在以往的运动中，腰部急性扭伤后未能得到及时而有效的治疗，损伤的肌肉筋膜撕裂出血、渗出，吸收不全，肌肉、筋膜出现纤维化、粘连，导致腰痛迁延不愈。这是腰部劳损的主要原因之一。

（2）在练习中，过多或过密的腰部活动会使腰肌负担过重，导致腰部过度疲劳，经过逐渐积累最终出现腰肌劳损。

（3）练习后感受风寒湿邪，如不及时更换已汗湿的衣裤，或立即吹风、冲冷水，或骤然受凉，都会导致肌肉痉挛，小血管痉挛收缩，对新陈代谢与肌肉的营养造成严重影响，长此以往，肌肉发生纤维变性，导致慢性腰痛。

（4）腰椎有先天性畸形或解剖缺陷的内在因素也是导致劳损产生的重要原因，如骶椎腰化、腰椎骶化、椎弓崩裂与腰椎滑脱，以及胸腰椎压缩性骨折所致的后突畸形。

2. 腰肌劳损的预防

（1）充分做好准备活动后进入正式练习，练习时要认真掌握动作要领，及时纠正不正确动作。为了增强肌肉韧带的伸展性，平时就要加强腰背部的肌肉练习。

（2）避免腰部过度疲劳，改变不良的姿势。练习完毕，要注意防止寒冷潮湿，及时擦干汗水，更换衣裤，避免出汗吹风、冲冷水和坐卧湿地。

3. 腰肌劳损的症状和处理

（1）症状表现

①多有不同程度的外伤史或者急性腰扭伤未能彻底治疗的病史。

②有些患者有遭受风寒湿的病史或腰部活动过多、密度过大或长期弯腰作业，疼痛、酸胀、软弱无力出现在腰骶部一侧或两侧，多为隐痛，时轻时重，反复发作，休息后疼痛减轻，劳累后疼痛加重。

③腰部酸胀痛与天气变化有关，遇潮湿或者寒冷，酸胀痛明显。久站久坐，腰部发胀，常需变换体位或用拳叩击腰部即感舒适。

检查脊柱外形一般正常，俯仰活动多无障碍。腰肌或筋膜劳损时，骶棘肌处、髂骨嵴后部或骶骨后面腰背肌止点处有压痛，棘上或棘间韧带劳损时，压痛点多在棘突上或棘突间。病情严重者，有一侧或两侧骶棘肌痉挛，呈板状或者条索状，压痛较甚，范围较广。

（2）处理方法：患腰肌劳损或局部有症状者，要暂停练习，及时就医。可通过推拿按摩、中药、针灸、拔罐等方法进行治疗。

（二）腰椎间盘突出症

1. 腰椎间盘突出症的产生原因　因腰椎间盘劳损变性、纤维环破裂、髓核组织突出刺激或压迫相应水平的神经根、脊髓等引起，大多有腰部扭伤、长时间过度负重等病史。

（1）年龄是腰椎间盘突出症发病的重要内在因素，随着年龄的增长及腰椎长期遭受挤压、牵引和扭转等外力作用，间盘逐渐退化，髓核含水量逐渐减少，失去弹性，纤维环发生萎缩变性。

（2）外力作用是导致腰椎间盘突出症的主要外部因素。在腰椎退行性变的情况下，一次急性腰部扭伤，或长期反复损伤，都极易引起已萎缩变性的纤维环发生破裂，使髓核从破裂处突出，压迫神经根而产生相应症状，造成腰椎间盘突出症。

（3）寒湿等外邪侵袭腰部是导致腰椎间盘突出症发病和加重的原因之一。寒湿之邪使肌肉痉挛，小血管收缩，局部血液供应受到影响，椎间盘营养障碍，肌肉痉挛，亦可加重椎间盘的负担，促使已变性的纤维环损伤加重，发生髓核突出。

2. 腰椎间盘突出症的预防

（1）在全面训练的基础上，合理安排训练量，加强腰腿部肌肉锻炼，提高腰腿部肌肉力量，保护脊柱，维持脊柱稳定性。注意佩戴护腰或者宽腰带。

（2）站立、坐卧、行走和劳动姿势均是日常生活中需要注意的，经常保持良好的姿势，避免长期固定于一种体位。坚持放松性练习，以消除腰部疲劳。

（3）对急性腰伤要进行及时、彻底的治疗，防止复发。当天气变化或遇寒冷和潮湿时，要加强腰部保暖。

3. 腰椎间盘突出症的症状和处理

（1）症状表现

①多有不同程度的外伤或劳损史，部分患者有腰部受寒史。

②伤后立即出现腰部一侧或两侧剧烈疼痛。伤侧腰肌痉挛、僵硬，活动受限，单侧或双侧下肢放射痛、麻木，疼痛、麻木感可达小腿或足部。

③咳嗽、打喷嚏、伸腿坐起、直腿抬起、直腿弯腰、步行、弯腰等动作牵拉神经根，引起疼痛加剧，使坐卧及行走困难，以后逐渐产生坐骨神经痛。站立后或行走时疼痛加重，卧床休息后可能减轻。

检查：患者脊柱可有明显的"S"形侧弯，多数突向患侧。腰椎生理前凸减少或消失，呈板平状或有轻度后凸。约90%的患者腰部屈伸和左右侧弯呈不对称性受限。

（2）处理方法：对于急性期患者而言，应该严格卧床休息3周。为了有助于损伤组织的修复，麻醉推拿后一般应卧床休息2周。一般按摩推拿治疗期间也应注意休息，锻炼腰背肌或者在腰围保护下起床活动，要待症状明显减轻或基本消失后，才可以进行。常用的方法有飞燕点水和五点支撑、三点支撑等，并做腰部前屈、后伸、侧弯等练习。

（三）髌骨劳损

1. 髌骨劳损的产生原因 髌骨劳损主要是因膝关节长期负担过重或反复损伤积累而导致的，有时也可能是由于受到直接的外力撞击。髌骨具有保护股骨关节面、维护关节外形、传递股四头肌力量的作用，是维持膝关节正常功能的主要结构。

2. 髌骨劳损的预防

（1）做好充分的准备活动后再练习动作，做完动作之后要进行膝关节周围的自我按摩保健。

（2）练习时应遵循循序渐进、个别对待、全面发展的原则并及时纠正错误动作。

（3）牵拉练习有助于加强髌腱周围腱止点的适应性。

3. 髌骨劳损的症状和处理

（1）症状表现

①起病较缓慢，病程较长，一般患者有膝关节损伤病史。

②最初感觉膝部隐痛、发软、乏力。逐渐出现髌后疼痛、酸胀无力，时发时止。休息后症状减轻，疲劳时加重。上楼梯困难，严重者走路受到影响。

③膝内有摩擦样疼痛。严重者走路和静坐时也有疼痛感，股四头肌可发生轻度萎缩。膝部无明显肿胀，髌骨两侧之偏后部有压痛。

（2）处理方法：采用中药外敷、针灸和按摩等方法。平时加强针对膝关节肌群力量练习，采用高位静力半蹲，每次保持 3～5 分钟。当病情好转后，可逐渐增加静力半蹲时间，每日做 1～2 次。必要者要遵医嘱。

（四）冈上肌腱炎

1. 冈上肌腱炎的产生原因　　冈上肌腱炎是在练习时姿势不正确的情况下，做肩外展的动作时，当肩峰下滑囊完全缩进肩峰下后，冈上肌腱很容易受到肩峰的摩擦，日久成慢性炎症改变，形成劳损。少数患者的冈上肌腱渐趋粗糙，甚至钙化，或有冈上肌腱部分断裂。

2. 冈上肌腱炎的预防

（1）练习过程中，合理安排运动量。充分做好准备活动，正确掌握动作要领。

（2）防止意外跌倒，在跌倒时尽量不用手撑地。经常进行放松性的肩关节练习。

3. 冈上肌腱炎的症状和处理

（1）症状表现

①通常情况下，冈上肌腱炎发病比较缓慢，病程长，肩部疼痛，用力外展时

疼痛加重。动作稍快时，肩部肌筋咿呀作响。当自动外展至 60°左右时，因疼痛不能继续外展和上举，但可被动外展及上举。压痛点在肱骨大结节部或肩胛冈上部。

②"疼痛弧"：患肩疼痛较轻或不痛时，自动外展未到 60°；疼痛加重时，被动外展至 60°～120°；当上举超过 120°时，疼痛又明显减轻，此后又可自动继续上举。医学上将肩被动外展 60°～120°内疼痛明显加重这一特征，称为"疼痛弧"。

（2）X 线检查：在冈上肌腱钙化的情况下，X 线片可见局部有钙化影。

（3）鉴别诊断：冈上肌腱炎应与肩峰下滑囊炎、肱二头肌长头腱鞘炎相鉴别。肩峰下滑囊炎主要症状是肩峰下疼痛、压痛，并可放射到三角肌，严重者有微肿、局部肌肉萎缩，肩关节不能做外展、外旋等动作，这是由于病程久而引起的。

肱二头肌长头腱鞘炎起病较缓慢，逐渐加重，疼痛、压痛以肱骨结节间沟为主，肱二头肌抗阻力屈肘时疼痛加重，久则亦有功能障碍和肌肉萎缩。

（4）处理方法：患者在急性期肿痛难忍，应当让患肢做短期的制动，可用三角巾把患肢屈肘悬吊在胸前。肩外展、前屈、外旋、上举等活动要在肿痛缓解过后逐渐进行，舒筋活络让肩臂功能逐渐恢复正常。恢复过程中遵医嘱。

（五）肘关节尺侧副韧带损伤

1. 肘关节尺侧副韧带损伤的产生原因　肘关节尺侧副韧带损伤大多是慢性积累性劳损或者是急性损伤后未经正确处理引起的。

（1）在运动中，因体位不正确，或冲撞跌倒时，以手掌触地，前臂旋后，肘外翻，都能导致肘关节尺侧副韧带损伤。

（2）在练习过程中，由于外力的作用，前臂突然外展，会使肘关节尺侧副韧带遭受猛烈的过度牵拉。

（3）肘关节尺侧副韧带损伤后，有出血、肿胀，周围组织呈现温度增高等炎性反应出现在撕裂处。合并滑膜撕裂时，滑液渗出增加，初为澄清而透明，后逐渐变为橙黄而浑浊，有絮状纤维素沉着于滑膜表面，滑膜失去正常光泽。有伤病史，尺侧副韧带或关节囊变松弛或者钙化。

2. 肘关节尺侧副韧带损伤的预防

（1）充分做好练习前的热身准备活动，特别是肘关节的准备活动。运动前后应该进行局部按摩和理疗，可戴护肘等。

（2）加强练习的指导，纠正错误动作。平时注意加强肘部及腕部肌肉力量。

（3）加强运动医务监督，保证器械安全可靠，加强运动保护，防止发生意外跌到，跌倒时尽量不要用手撑地。

3. 肘关节尺侧副韧带损伤的症状和处理

（1）症状表现

①有明显的外伤史。

②处于半屈伸位状态的肘关节弥漫性肿胀、疼痛、功能障碍，有的出现瘀斑，在肘关节内后方和内侧副韧带附着部常有压痛点。

③外翻试验：检查可见肘关节尺侧肿胀、压痛明显，可触及肌肉断端或有下凹阶梯感，外翻尺侧疼痛加重，并有松弛开口感，外翻角度加大，即外翻试验阳性，抗阻力屈腕疼痛加重，这些症状表明尺侧肌肉韧带完全断裂。

（2）处理方法：损伤时，要及时固定患肢，不要做其他运动，以免加重病情。损伤较轻时，可以局部外敷伤药，内服消肿止痛药。待疼痛减轻后，进行按摩和理疗等。对于部分韧带撕裂者，早期可以冷敷，加压包扎，抬高患肢，固定肘部，内服止痛药，48小时后可进行按摩、外敷或内服中药。

二、运动中急性损伤的防治

在运动中，瞬间遭受直接冲力或者间接冲力而造成的损伤称为急性损伤，如肌肉拉伤、挫伤、扭伤、韧带拉伤等。

（一）肌肉拉伤

肌肉拉伤是在运动中最常见的一种肌肉损伤。在运动损伤中，也较为常见。据北京大学运动医学研究所统计，这种损伤在各种损伤发生率中占25%以上。

1. 肌肉拉伤的产生原因

（1）做正式练习前，没有做充分的准备活动，肌肉的生理功能尚未达到活跃状态。

（2）动作技术差，姿势不当，动作不协调，用力过猛，超过肌肉活动的范围。

（3）气温过低、温度太高、场地太硬。

（4）个体体质较弱，训练的水平不高，肌肉的弹性、伸展性和力量都较差等。

肌腹与肌腹分界处和肌腱附着于骨骼处易发生肌肉拉伤。依据拉伤的程度不同，肌肉拉伤可能是细微的损伤，也可能是肌纤维部分撕裂，有的甚至完全断裂。肌肉拉伤有时除了损伤肌肉组织本身之外，还往往损伤其周围的辅助组织，如筋膜、腱鞘等。

肌肉拉伤的部位多发生在大腿后部肌群、腰背肌、腹直肌、小腿三头肌、斜方肌等处。

2. 肌肉拉伤的预防　练习前和练习过程中要始终注意预防肌肉拉伤的措施：做好准备活动后再进行剧烈运动，尤其是易拉伤部位的准备活动；体质偏弱，训练水平不高的人，运动时要合理控制，量力而为，防止过度疲劳和负荷太重；要尽量提高技术水平和动作的协调性，不要用力过猛；改善训练条件，注意运动环境的温度。这些措施都有助于避免肌肉拉伤的发生。肌肉拉伤后重新训练时要循序渐进，切勿操之过急，并要加强局部保护，防止再度拉伤。只有针对拉伤发生的原因，对症下药，才能有效地预防肌肉拉伤。

3. 肌肉拉伤的症状和处理

（1）症状表现：肌肉拉伤的症状表现与肌肉拉伤的程度有关。

症状不明显属于细微的拉伤；症状较重的肌纤维将完全断裂。一般表现为伤处疼痛，局部肿胀、发硬，肌肉紧张或抽筋，有明显的压痛感。当受伤肌肉主动收缩或被动拉长时，疼痛感加重。

肌纤维断裂属于严重的肌肉拉伤。肌纤维断裂时，受伤者往往听到或者感觉到断裂声，随即局部肿胀，皮下出血，肢体活动受阻，在断裂处可摸到凹陷或两端异常膨大。

检查肌肉拉伤的一种简单的方法是肌肉抗阻力试验。其做法就是让患者主动收缩受伤肌肉，检查者施加一定阻力，在对抗过程中出现疼痛的部位，即肌肉拉伤处。

（2）处理方法：急性肌肉拉伤时，要根据身体情况而定。一般轻者可立即冷敷，局部加压包扎，抬高患肢。待 24 小时后可施行按摩或者理疗。需要进行紧急的加压包扎处理并立即送医院接受手术治疗的属于肌肉重度拉伤或者完全断裂者。

（二）指间关节扭伤

1. 指间关节扭伤的产生原因　指间关节扭伤是侧方外力冲击手指而致。在运动中，做某个动作不到位或者突然倒下，手指撑地撞击而导致手指侧副韧带或者关节囊损伤。

2. 指间关节扭伤的预防

（1）练习前，在做全身准备活动的基础上，做好手指关节的准备活动。特别是气温较低时，手指僵硬，更应该做好前臂和手的准备活动。

（2）增强手部力量练习，矫正错误的动作，掌握正确的动作要领。手部有酸痛不适等早期症状，应该抓紧治疗。

（3）运动后，可以通过做手部自我按摩或者热水浴的方法消除手部疲劳。

3. 指间关节扭伤的症状和处理

（1）症状表现：受伤后，关节疼痛、肿胀、压痛、活动受限制，不能灵活屈伸。若关节变形，明显肿胀，触摸时剧痛，则有可能是关节脱位。

（2）处理方法：如果是轻度扭伤，可冷敷或轻度拔伸牵引，轻捏数次，然后用粘膏或者胶布将受伤指与靠近的健指相固定，第 3 天开始练习主动屈伸活动，外擦麝香正骨酊或红花油。如关节脱位，需要立刻到医院就诊复位。

（三）颈部软组织损伤

1. 颈部软组织损伤的产生原因　在健身运动中，颈部发生损伤的机会较多，原因是颈部经常要做前屈、后伸、左右侧屈、左右旋转等多方向活动的动作。颈部的肌腱、韧带和筋膜受到外力的牵引被撕裂，毛细血管破裂后，逐渐发展到颈部软组织出现肿块、条索状硬结，也是颈部软组织损伤的主要原因。由于强力扭挫颈椎小关节而出现错位和磨损，进而压迫颈神经根，引起颈部畸形和上肢神经症状。

2. 颈部软组织损伤的预防

（1）若睡眠后颈部出现疼痛，则需要及时彻底治疗。

（2）在做动作之前要做好准备活动，合理安排运动量。正确掌握运动要领，练习复杂动作时，要循序渐进，由易到难。

（3）避免颈部突然扭转或者前屈、后伸，避免头颈部由于过度拉伸而造成损伤，在练习时，务必注意加强自我保护。

3. 颈部软组织损伤的症状和处理

（1）症状表现：一侧疼痛，疼痛向背部放射是颈部扭伤最为常见的症状。颈部软组织损伤后头颈部向一侧歪斜，患侧颈部肌肉强硬，转侧不利，活动受限。每当旋头或者仰头时疼痛加剧，颈肩背部好像有重物压迫感，患侧肌肉较紧张，在肩胛内缘有明显的压痛点，伤侧轻度肿胀，肌肉痉挛。

（2）处理方法：在伤情还未确诊的情况下，不要做太多运动，避免颈部二次伤害，此时应及时就医诊察。急性期的颈部损伤务必要多休息，避免颈部过多的活动，这样做有利于恢复损伤的软组织。根据病情，必要时可采用颈围、牵引等制动治疗方法，但制动时间不宜过长，否则会发生颈部肌肉萎缩、活动受限等不良反应。在颈部疼痛消失，颈部软组织损伤基本趋于恢复时，再开始练习。

（四）肩关节扭伤

1. 肩关节扭伤的产生原因　一般因肩关节用力过猛或者反复劳损所致。也有的是因为技术动作错误，违反解剖学原理而出现伤害。

2. 肩关节扭伤的预防

（1）练习前要充分做好准备活动，掌握正确的动作要领，训练动作时要循序渐进，由易到难，不可操之过急。加强运动医务监督，保证场所环境适宜和器械良好。

（2）要注意加强保护，适度练习。并且注意防止意外跌倒，在跌倒时尽量不要用手撑地。尤其是有习惯性肩关节脱位或者有肩关节损伤病史者，要格外注意这点。

3. 肩关节扭伤的症状和处理

（1）症状表现：其症状有压痛、酸痛，急性期有肿胀；在慢性期，三角肌可能出现萎缩，肩关节活动受限。

（2）处理方法：可采用冷敷和加压包扎的方法处理单纯的韧带扭伤。24小时后可采用按摩、理疗和针灸治疗。立即送医院手术缝合和固定处理的情况，多是由于出现韧带断裂。当肩关节肿胀和疼痛减轻后，可适当进行功能性锻炼，但不宜过早活动，以防转为慢性病症。

（五）踝关节扭伤

1. 踝关节扭伤的产生原因　运动中有跳跃动作时，跳起落地失去平衡，导致踝关节过度内翻或外翻所致。这主要是由于准备活动不充分、场地不平坦等原因，更易造成这类损伤。

2. 踝关节扭伤的预防

（1）做好运动场地的医务监督，准备活动要充分，训练方法要得当，提高每个动作的技术水平。

（2）平时可以做些负重提踵、跳绳、足尖走路等有助于提高踝关节周围肌肉韧带力量和关节协调性的训练。

（3）练习前，要充分活动踝关节，特别是踝关节外侧韧带要充分拉伸。练习动作、衣着要符合要求，踝部不要戴有饰品或者佩戴任何影响动作伸展的物品。

3. 踝关节扭伤的症状和处理

（1）症状表现：韧带损伤处有明显压痛和皮下淤血，伤处疼痛、肿胀。

（2）处理方法：踝关节受伤后，应立刻冷敷，用绷带固定包扎，并抬高患肢。24 小时后根据伤情采取理疗、外敷伤药、按摩等综合疗法，必要时进行封闭疗法。伤后尽量少走路，待病情好转再进行功能性练习。对严重患者，可采用石膏固定。

（六）急性腰扭伤

1. 急性腰扭伤的产生原因　腰扭伤是运动中常见的一种急性损伤。腰扭伤俗称闪腰。

脊柱运动中负重大、活动多的部位是腰部，同时它也是身体活动的枢纽。一般在动作中，突然扭转身体牵拉腰部肌肉和腰背筋膜，或者腰部过度延伸易造成损伤。

2. 急性腰扭伤的预防　为了预防急性腰扭伤，需要做到以下几点。

第一，剧烈运动前首先要做好准备活动，尤其要认真完成腰部的准备活动。

有慢性腰痛的人，可用重叠五六层的宽腰带缠腰，增强腰部的力量支撑。

第二，加强腰部的肌肉锻炼。以腰部活动为主的健身项目，可以增加脊椎骨的活动度，增强韧带的弹性和伸展性，使肌肉更加发达有力，使腰部在较大负荷的情况下也不易出现撕裂扭伤等现象。

第三，每一项体育运动，都有一定的动作要领，要注意掌握正确的动作要领、姿势，逐渐加强腰部用力，不可过猛，要平衡协调力量，合理用力。

3. 急性腰扭伤的症状和处理

（1）症状表现：受伤后立即出现剧痛，持续性腰痛，休息后症状减轻，双手叉腰可以缓慢行走；病情严重者，有撕裂感，并且有腰部折断的感觉，局部出现皮下淤血、肿胀。咳嗽或者打喷嚏都会加剧疼痛，腰不能挺，必须由他人搀扶才能行走。

（2）处理方法：在运动中若发生腰扭伤，要立刻停止活动，休息。卧床休息时，腰下可适当垫薄点的软枕头，这样可以放松腰部肌肉，减轻疼痛。

发生腰扭伤后还要及时治疗，避免因反复发作而留下病根，造成慢性腰腿痛。

热敷疗法是处理腰扭伤比较好的方法。具体方法是把大盐、麸子或沙子炒热，用布包起来，敷在腰疼痛最厉害的地方，每天 2 次。针灸、拔火罐、按摩、推拿、理疗也有很好的效果。口服中药跌打丸、五虎丹，封闭疗法等也都有较好治疗效果，但需遵医嘱。

（七）胫腓骨疲劳性骨膜炎

1. 胫腓骨疲劳性骨膜炎的产生原因

（1）身体状态不佳、动作体位不正确、训练方法不当等是胫腓骨疲劳性骨膜炎的主要病因。

（2）出现胫腓骨疲劳性骨膜炎后要及时调整训练方法，减小运动量。避免因持续增加的外力造成骨质损害，最后发展成疲劳性骨折，一旦如此，练习者将会因疼痛而无法进行正常的训练和活动。

（3）运动量突然加大，或运动场所地面太硬等。练习者在做小腿练习过程中，小腿的肌肉长期处于紧张状态，肌肉反复牵扯使骨膜撕裂，胫腓骨骨膜及其骨膜血管扩张、充血、水肿或骨膜下出血、血肿机化、骨膜增生等骨膜炎改变，严重者可导致胫腓骨疲劳性骨折。

2. 胫腓骨疲劳性骨膜炎的预防

（1）选择良好舒适的练习环境，如垫子的选择须软硬度适宜，避免在过硬或者过于柔软的场地进行练习。

（2）练习者特别是初学者，要正确掌握动作要领，及时纠正错误动作，遵循循序渐进的原则。

（3）做完动作之后，要做小腿的自我按摩和热水浴，放松肌肉，消除疲劳。

3. 胫腓骨疲劳性骨膜炎的症状和处理

（1）症状表现

①无明显受伤史，逐渐发病。

②后蹬痛（跑跳用力向后蹬地，胫骨即发生疼痛），是诊断本病的重要症状。病情轻者，症状不明显，运动后胫骨疼痛，休息后可减轻。病情重者，训练后疼痛加重、跛行，或见夜间疼痛。

③胫骨内侧或外踝上方有局限性肿胀，皮肤有灼热感。

检查：胫骨内侧缘的中段或下段局限或较分散的部位是否有明显的压痛。有的患者腓骨外踝上方亦有压痛，触之高突不平或者有硬结与肿胀。在用足尖起跳或着地，做下蹲或者起立动作时疼痛加重。

（2）X 线检查：常规摄正、侧、斜位 X 线片。疲劳性骨膜炎的早期多无异常表现。晚期且反复发作的严重病例可导致骨膜的增生，骨质稀疏，骨皮质边缘粗糙，增厚成层状，以后显示骨膜增厚，骨皮质边缘模糊不清。

（3）处理方法：通常情况下，对于病情轻者，不需要特殊的治疗，改做少用下肢活动的练习动作，减少运动量，2～3 周症状就会自行消失，大多数病例可以痊愈。

（八）关节脱位

关节脱位是指关节失去正常的连接关系，亦称为脱臼。

1. 关节脱位的产生原因 在运动中的关节脱臼多由间接外力所致，如摔倒时用手撑地导致肘关节或者肩关节脱位。

2. 关节脱位的预防 一般情况下，在练习中不会发生关节脱位的现象，只要注意掌握动作要领，做好准备活动。但有习惯性关节脱位病史者要慎重。

3. 关节脱位的症状和处理

（1）症状表现：伤者有强烈的疼痛感，受伤处出现肿胀甚至可以明显地触摸到突出的关节。严重的关节脱位，还伴有关节囊的撕裂，甚至损伤神经。

关节脱位后，由于关节周围的软组织损伤、出血、压迫或者牵扯神经，引起局部疼痛、压痛和关节肿胀，损伤部位常出现畸形，如肩关节脱位时出现"方肩"、肘关节脱位时鹰嘴向后突出。再加上该脱位关节周围肌肉痉挛，会导致关节正常的活动范围受到影响，而出现关节脱位特有的"弹性固定"特征。

（2）处理方法：关节发生脱位后应当立即在脱位所形成的姿势下固定伤肢。若没有夹板，也可用纸板、绷带或者布条，将受伤的部位固定在本人的躯干或者健肢上，防止震动，随后立即送往医院治疗。

在没有把握做好整复处理的情况下不要贸然进行手法复位，否则只会增加伤情的严重程度。

第五章

饮食养生基本知识

民以食为天，"食"为生命体成长及维持生命形态和活动的重要能量来源，人类从出生开始就通过"吃""喝"等方式来摄取机体所需。随着人们对生命真谛认识的不断加深，以及文化的丰盈、社会的发展、科技的进步，生命的存在不仅局限于机体处于存活状态，而是逐步追求生活质量。基于此，人们在文化发展的过程中，通过融汇不同的思想认识、对生命的理解及食物相关的知识，逐渐形成了各种特色的饮食文化。

任何饮食文化的发展均与地域文化、人类群体及科技进步等有明确的相关性，佛教饮食文化亦不可避免地随着其中国化而不断融入相应的文化认识，逐渐形成具有本土特色的佛教饮食文化。因此，我们在学习和践行佛教养生过程中，应意识到其饮食文化的发展性、融入性及科学性，不应简单粗暴、片面地理解其字面所述，而应从其文化内涵深处理解其中奥妙。

佛教起源于印度，在其传入中国之后经历了漫长的传播发展过程，直至南北朝时期逐渐形成规模并呈昌盛状态，在其特定的历史文化、社会经济背景下，制订了诸多具体的饮食规定，并逐渐形成极具特色的本土佛教饮食文化。如梁武帝据《梵网经》认为佛教徒应"素食"，也就是不可食一切有生命的动物，其实际是为了践行"慈悲心"，亦基于佛教中众生平等、相互转世之思想。而对于游牧民族等处于少蔬菜水果的区域，佛教在其传播过程中对于肉食并无特定限制。由此，佛教饮食文化是基于佛教理念，并融入地域特色、饮食习惯，随着生活条件以及经济文化的发展而不断地融汇变通。

中国大乘佛教中的五戒（一不杀生，二不偷盗，三不邪淫，四不妄语，五不饮酒）是佛教饮食文化的基本理论基础，其通过相应的戒规来保证饮食的洁净及食物摄入的规范，避免因食用不洁、不宜食之物或者饮食不节制出现过饥过饱等情形，而导致机体出现疾患。总而言之，佛家在养生过程中尤为重视食物的天然性、摄取方式及饮食有度等方面，如有"过午不食""食从五观"和"一日不作，一日不食"等饮食文化。

第一节　食药同源

"汝等比丘，受诸饮食，当如服药，于好于恶，勿生增减，趣得支身，以除饥渴。"(《佛遗教经讲解》)"诸众生求三摩提，当断世间五种辛菜。是五种辛，熟食发淫，生啖增恚。"(《楞严经》)不食五辛是为了保持持戒清净，保持身心平衡。其是在熟识食物性能及其对身心影响的基础上，为保持身心平衡康健而制定的规范。佛教在汉化传播过程中，起源于道家养生术中的食饵（药饵、服食）养生思想不断融入其中，其是按照中医养生理论合理地摄取食物，以达到增进健康、益寿延年目的的养生方法，从而构成了中华养生文化的要素之一，逐渐形成一套独特的饮食养生保健体系。食物作为中药组成的一部分即"食药同源"，其性能和药物的性能相一致，包括四气、五味、归经、升降浮沉。

一、四气

食物的四气是指食物具有寒、热、温、凉四种性质。寒和凉性质相近属阴，凉仅次于寒；温与热性质相近属阳，温仅次于热。此外，还有一种介于寒凉和温热之间者称为平性，所以，食物分为寒凉性、平性、温热性三大类。其中平性食物最多，温热性次之，寒凉性食物更次之。寒凉性的食物，具有滋阴、清热、泻火、凉血、解毒等作用，如西瓜、苦瓜、萝卜、绿豆、鸭肉等，适用于热证，为阳热亢盛、肝火偏旺者首选的保健膳食；温热性的食物，具有温经、散寒、助阳、活血、通络等作用，如姜、葱、蒜、辣椒、羊肉、狗肉等，适用于寒证，为适宜虚寒体质者的保健膳食；平性食物，具有平补气血、健脾和胃等功效，无论寒证、热证均可食用，也可供脾胃虚弱者保健之用。此外，食物的烹调方式也会改变食物的性能，通过炸、煎、炒的食物偏向温热性，而通过蒸、煮、烫、生食的食物偏向寒凉性。

二、五味

食物的五味是指食物具有酸、苦、甘、辛、咸五味，其中甘味食物最多，酸味和咸味食物次之，辛味食物更次之，苦味食物最少。"酸味对肝脏有益，却会损伤脾脏……甘味对脾脏有益，却会损伤肾脏。"(《摩诃止观辅行》)五味不只是味觉的概念，还包含食物功能。不同味的食物，功能各异。概括而言，酸主收、苦主降、甘主补、辛主散、咸主软。酸味食物具有收敛、固涩、生津等作用，如梅子、酸枣仁等；苦味食物具有清热、泻火、燥湿、解毒等作用，如苦瓜、百合等；甘味食物具有滋养、补脾、缓急、润燥的作用，如蜂蜜、山药等；辛味食物具有发汗解表、行气活血、化湿开胃等作用，如葱、生姜、胡椒等；咸味食物具有软坚、散结、补肾、养血的作用，如海带、紫菜等。每种食物所具有的味可以是一种，也可以兼有几种，如萝卜、芹菜既是甘味食物又是辛味食物，柚子、杨梅既是甘味食物又是酸味食物，这也是食物作用具有多样性的重要原因。

三、归经

食物的归经是指食物对人体某些脏腑及经络具有明显选择性的特异作用，而对其他经络或脏腑作用较小或没有作用。例如，梨、香蕉、桑椹、猕猴桃等都具有生津清热的作用，而梨侧重于解肺热，香蕉侧重于清大肠热，桑椹侧重于清肝之虚热，猕猴桃侧重于清膀胱之热。此外，食物的归经与食物五味有关，五味入五脏，即酸味入肝经、苦味入心经、甘味入脾经、辛味入肺经、咸味入肾经。如乌梅、山楂等酸味食物能治疗肝胆疾病；苦瓜、绿茶等苦味食物能够治疗心火上炎或移热大肠证；红枣、山药等甘味食物能缓解贫血、体虚症状；生姜、芫荽等辛味食物能治疗肺气不宣的咳喘症状；甲鱼、鸭肉等咸味食物能滋补肾阴。由于食物的归经，前人也提出了"以脏补脏"的说法，简单讲就是吃什么补什么，如用猪肝来补肝明目，用猪腰来补肾益精，用胎盘治疗不孕症等。

四、升降浮沉

食物的升降浮沉是对食物的作用趋向而言。在正常情况下，人体的功能活动有升有降，有浮有沉。升与降、浮与沉的失调或不平衡，可导致机体发生病理变化。利用食物本身升降浮沉的特性，可以纠正机体升降浮沉的失调。食物的气味性质及其阴阳属性决定食物的作用趋向。凡食性温热、食味辛甘淡的食物，属性为阳，其作用趋向多为升浮，如姜、蒜、花椒等；凡食性寒凉、食味酸苦咸的食物，属性为阴，其作用趋向多为沉降，如杏仁、梅子、莲子、冬瓜等。

第二节 南少林特色饮食养生文化

南少林历史渊远流长，始建于南朝初年，是南少林武术文化的发源地。近代著名少林学者唐豪在《少林拳术秘诀考证》中载："真少林共七个，一个在登封（河南），一个在和林（今蒙古），一个在蓟州（河北），一个在长安（陕西），一个在太原（山西），一个在洛阳（河南），一个在泉州（福建）。"南少林除了泉州，还有莆田市西天尾镇九莲山林山村的莆田南少林寺拥有较多赞同者，嵩山少林寺第 29 代方丈曾赠送了"南少林寺就在福建莆田九莲山下"的亲笔题词。1986～1988 年，原莆田县在文物普查中，发现了这座湮灭了 300 多年的寺院遗址，至今存在争议。南少林地处我国东南沿海，地形以低山、丘陵为主，素有"八山一水一分田"之说。此地属于亚热带季风气候，省内气候温暖，雨量充沛。结合本地自然环境、经济条件、生产方式、佛教饮食戒律及僧俗兼具的饮食特征，形成了独具特色的南少林食养文化。

饮食是人们赖以生存的物质基础，不合理的饮食习惯及方式是引起各种疾病的重要因素。目前汉传佛教主体观点认为持戒"素食"是保持身心健康发展的重要保证。"素食"的目的是什么？在佛教中的理论基础是什么？简而言之：一是轮回转世的观点，认为食众生肉者，即在食用自己父母、六亲眷属之肉；二是需保持"慈悲心"为出发点；三是膏粱厚味不利于保证内心的清净。佛教养生尤为强调的是精神世界的追求及超脱，注重"禅修养性"，通过禅修静坐、修戒养德以保持良好的行为道德习惯。《六祖坛经》记载："心平何劳持戒，行直何须参禅。"孙思邈认为："德行不克，纵服玉液金丹，未能延寿。"基于此，可以认为饮食持戒的目的是为了保持和践行良好的道德行为习惯，而且精神层面的追求应高于对刻板的经文字面之意的把握，在具体养生实践过程中，应时刻自省，在保持心的慈悲清净的同时，科学地将医学及营养学养生思想融入其中，如现代营养学"合理膳食"的原则和"五谷为养，五果为助，五畜为益，五菜为充"（《黄帝内经》）观点。

一、食养

食养，即饮食养生，是按照养生理论合理地配伍和摄取食物，以达到增进健康、益寿延年目的的养生方法。"医食同源""药食同用"的观点在传统文化发展的历史长河中对人们的饮食要求和范围具有深远的影响。人们对食物的追求不单是饱腹，还常常关注饮食的色香味及其对机体健康的影响。因此，在可供人们日常饮食的物质中，除了普通食物以外，既含有非食物类中药，如人参、黄芪、冬虫夏草等，又含有药食两用之品，如山药、大枣、蜂蜜、百合等。其中，中药类的药食原料达200种以上，再配伍其他食物，使得药膳的种类多样。除此以外，日常饮食中所使用的糖、料酒、油、盐、酱、醋及其他调味品等也属于药膳的配料范畴，是制作药膳必不可少的原料。各类辛香料配伍，不仅能增加和丰富饮食的色味，还可以提高其养生效用。虽然在膳食的烹制过程中添加了某些中药及药食两用之品，但毕竟还是以普通食物为其主要成分。

饮食进入人体，通过脾胃化为水谷精微，进而化生成具有营养作用的气血精津液等，延续生命及滋养人体。食物（或药物）对人体的作用取决于其性、味、归经，即食、药的性能。人们常把不同的食物（或药物）搭配起来制成膳食，这就增强了食物（或药物）的效用和可食性。食物（或药物）的配伍，应遵循"七情"的配伍理论原则。其中，"单行"是指用单味食物烹制，相须、相使、相杀、相畏、相反和相恶六个方面是指多种食物的配伍关系。从配伍的角度来看，膳食应注重调整人体阴阳气血、脏腑偏盛偏衰，通过中药和食物的性味、归经及功能，以达到阴阳平衡、协调脏腑的目的。优质的膳食应既具备色、香、味、形等美食的特点，又能在充饥和美味的同时，发挥增进健康、调整脏腑功能、预防疾病等作用，并充分体现了中医学治未病及预防为主的养生原则。

现代营养学认为食物是由七大营养素组成，包括碳水化合物、蛋白质、脂肪、维生素、矿物质、水和膳食纤维。其中，碳水化合物、蛋白质和脂肪的人体需要量较多，称为宏量营养素，三者为能量的主要来源，又称为产能营养素；维生素和矿物质的人体需要量较少，一般以"mg"或"μg"计，因此称为微量营养素；水和膳食纤维是人类健康不可缺少的、具有特殊功效的营养素。此外，食物除了含某些营养成分外，还含有某些具有特殊功效的成分，如黄酮、多酚、皂苷类等化合物，又称为植物化学物，具有一定的保健作用。食物的营养成分与食物性能密切相关，一般水分含量较多的食物大多为寒凉性，如大部分的蔬菜与水果，碳水化合物含量较高的食物大多为甘味，如粮食等。

二、常见普通食物的种类及功用

（一）谷类

"五谷为养"，谷类即通常所说的粮食，主要是指米、面等，是能量的主要来源。谷类性味大多甘平，少数略偏凉（如荞麦、薏苡仁等）或偏温（如糯米等），久食不会对人体产生阴阳偏性，故能作为主食。此外，谷类归脾胃经，多具有健脾和胃功效。谷类中含量最高的营养素是碳水化合物，多以淀粉形式存在，占谷物总量的 70% 以上，是最主要、最经济的能量来源。谷类含有 7% ~ 10% 的蛋白质，是膳食中提供蛋白质的主要来源，但其必需氨基酸组成不平衡，需要和其他食物同时食用，如谷豆混用，从而提高蛋白质的营养价值。谷类脂肪含量较低，多集中于谷胚、谷皮中；谷物中的维生素以 B 族为主，特别是维生素 B_1 和烟酸，但常因精加工而大量损失；谷类矿物质含量在 1.5% ~ 3%，主要是钙、磷，但大部分以植酸盐形式存在，吸收率较低。精制的谷类食物口感好，如精制大米和精白面粉。但加工程度越高，谷物的胚芽部和糊粉层越少，维生素等损失越多，所以不宜长期食用精制品，应该精、粗合理兼食，并且要合理加工与烹饪，不宜浸泡、淘洗太过。

粳米：甘，平；入脾、胃经；补中益气，健脾和胃，除烦止渴。

糯米：甘，温；入脾、胃、肺经；补中益气，健脾止泻。

小麦：甘，凉；入心、脾、肾经；养心益脾，除热止渴，利小便。

大麦：甘，凉；入脾、胃、膀胱经；健脾和胃，利尿通淋。

小米：甘，咸，微寒；入脾、胃、肾经；健脾和胃，滋养肾气，清虚热，安眠。

玉米：甘，平；入大肠、胃经；调中和胃，利尿排石，降脂降压，降血糖。

（二）豆类

豆类分为大豆类（黄大豆、黑大豆等）及其他杂豆类（蚕豆、豌豆、绿豆、赤豆等），营养价值较高。豆类食物性味多为甘平，少量偏寒凉（如绿豆等），具有补益气血、健脾和胃等功效，经常食用可缓解便秘、泄泻及呕吐等症状。其中，黄大豆及白扁豆补益效果较佳，绝大多数豆类有化湿利尿功效。但豆类应注意食用方法，若食用不当特别是生食易引起腹胀、呕吐等不适症状。豆类含蛋白质高，特别是大豆类的蛋白质含量为 35% ~40%，其他杂豆类的蛋白质含量为 20% ~25%，因此被称为植物肉，是优质蛋白质的重要来源，市售的蛋白粉主要由大豆提取而得。大豆类的脂肪含量高达 18%，以不饱和脂肪酸居多，占 85%，其中必需脂肪酸如亚麻酸较丰富，并含有丰富的卵磷脂，而其他杂豆类的脂肪含量较低。大豆类的碳水化合物含量中等，为 25% ~30%；其他杂豆类的含量较高，为 65% 左右。大豆类的碳水化合物大多是膳食纤维素和可溶性的多糖，如棉籽糖、水苏糖等；其他杂豆类则以淀粉为主。豆类的矿物质含量为 2% ~4%，含有钙、磷、钾等，并含有微量元素铁、铜、钼、锌、锰等，其中尤以含钙较为丰富。豆类中的维生素主要是 B 族维生素，尤其以维生素 B_1、维生素 B_2、烟酸含量较高。干豆类几乎不含维生素 C，但经发芽做成豆芽后，其含量明显提高。

黄大豆：甘，平；入脾、大肠经；健脾宽中，补中益气。

黑大豆：甘，平；归脾、胃经；活血利水，健脾除湿。

绿豆：甘，凉；入心、胃经；清热解毒，解暑利水。

赤豆：甘，酸，平；入心、小肠经；利水除湿，消肿解毒。

扁豆：甘，平；入脾、胃经；健脾和中，化湿利水。

豆浆：甘，平；入肺、胃经；补虚润燥，清肺化痰。

豆腐：甘，凉；入脾、胃、大肠经；生津润燥，清热解毒。

（三）蔬菜类

"五菜为充"，蔬菜是其他食物的重要补充，应大量食用。蔬菜种类较多，按可食部位不同，可分为叶菜类、根茎类、鲜豆类、瓜茄类及菌藻类，是维生素和矿物质的主要来源。蔬菜性味多属甘平或甘凉，以清热除烦、通利大小便为主；少部分蔬菜辛温（如香菜、大葱、大蒜等），具有温中散寒、开胃消食的作用。蔬菜的水分含量较高，多达 90% 以上。蔬菜的蛋白质含量较低，一般为 1% ~2%，但菌藻类含量较高（20%）。蔬菜的脂肪含量较低（不超过 1%），碳水化合物一般在 4% 左右，根茎类较高（如土豆、山药、甘薯等），食用根茎类蔬菜时应降低主食摄入量。蔬菜中所含纤维素和半纤维素等是膳食纤维的主要来源。蔬菜中含有丰富矿物质，以钾含量较高，钙、镁也较丰富，并以绿叶蔬菜较高，但因蔬菜中含有较高草酸、植酸，故其吸收率较低。新鲜蔬菜还含有丰富维生素，常见维生素 C、胡萝卜素、维生素 B_2 及叶酸，其含量与品种、鲜嫩程度及颜色有关。此外，蔬菜中含有一些特殊的植物化学物，是其具有特殊作用的重要原因。

水芹：甘、辛，凉；入肺、胃经；清热利水，止血止带。

旱芹：甘、苦，凉；入肝经；平肝清热，利湿通淋。

白菜：甘、平，微寒；入肺、胃、膀胱经；清热除烦，利尿燥湿。

韭菜：甘、辛，温；入肝、胃、肾经；补肾助阳，温中开胃。

菠菜：甘，凉；入肝、胃、大肠经；清热除烦，养肝明目，润燥滑肠。

空心菜：甘，微寒；入肠、胃经；清热凉血，解热毒，通二便。

葱：辛，温，入肺、胃经；发汗解表，温阳散寒，驱虫解毒。

大蒜：辛，温；入脾、胃、肺经；杀虫解毒，温中健脾，消食导滞。

洋葱：辛，温；入肺经；发汗解表，通阳散寒，清热化痰。

白萝卜：辛、甘，凉；入肺、胃经；清肺化痰，清热凉血，下气宽中。

胡萝卜：甘，平；入脾、肝、肺经；健脾和胃，清肝明目。

莲藕：生用甘、寒，熟用甘、微温；入脾、胃、心经；生用清热润肺凉血，熟用补益脾胃、养血止血。

生姜：辛，温；入脾、胃、肺经；温中散寒，健脾和胃，解毒。

甘薯：甘，平；入脾、肾经；健脾益气。

山药：甘，平；入肺、脾、肾经；健脾益气，益精固肾。

茄子：甘，凉；入胃、大肠经；清热凉血，消肿利尿，健脾和胃。

番茄：甘、酸，微寒；入肝、脾、胃经；生津止渴。

冬瓜：甘，微寒；入肺、大肠、膀胱经；清热利水，消肿解毒，生津除烦。

黄瓜：甘，寒；入胃、小肠经；清热止咳，利水解毒。

南瓜：甘，温；入脾、胃经；补中益气，化痰排脓，驱虫。

苦瓜：苦，寒；入心、脾、胃经；清热解暑，宁心安神。

（四）水果类

"五果为助"，大多数水果属于碱性食物，对身体有益。水果也是膳食纤维、维生素和矿物质的重要来源，可以帮助身体进行排毒。水果也应多吃，水果类的性味以甘、酸、寒凉为多，因此养阴清热生津的效果较好。新鲜水果的水分含量较高，营养素含量较低，蛋白质、脂肪含量均不超过 1%，碳水化合物含量为 6%~28%，以果糖、葡萄糖和蔗糖为主。水果中维生素 B_1 和维生素 B_2 含量不高，胡萝卜素和维生素 C 含量因品种不同而异。矿物质含量除个别水果外，相差不大，以钾、钙、镁和磷为主。此外，水果还含有芬芳的香味，同时含有一些有机酸，可促进食欲。干果是新鲜水果经过加工晒干制成，由于受加工的影响，维生素损失较多，尤其是维生素 C。

苹果：甘、微酸，凉；入脾、胃经；生津止渴，清热除烦，健脾止泻。

香蕉：甘，凉；入胃、大肠经；清热润肠，解毒止痛。

梨子：甘、微酸，凉；入肺、胃经；清热生津，润燥化痰。

橙子：甘、微酸，微凉；入胃、肺经；生津止渴，开胃下气。

山楂：甘、酸，微温；入脾、胃、肝经；消食积，散瘀血，利尿，止泻。

桃子：甘、酸，平；入胃、大肠经；益胃生津，润肠通便。

葡萄：甘、微酸，平；入肾、肝、胃经；补气血，强筋骨，利小便，安胎，除烦止渴。

枇杷：甘、酸，凉；入脾、肺、肝经；润肺止咳，下气，止咳化痰。

荔枝：甘、微酸，微温；入脾、胃、肝经；生津止渴，补气养血。

猕猴桃：甘、酸，寒；入脾、胃经；清热生津，和胃降逆。

西瓜：甘，寒；入胃、心经；清热解暑，除烦止渴，利小便。

（五）畜禽肉类

畜肉类是指猪、牛、羊等四条腿牲畜的肌肉、内脏及其制品，又称为红肉；禽肉类是指鸡、鸭、鹅等两条腿动物的肌肉、内脏及其制品，称为白肉。畜肉类寒、热、温、凉均有，禽肉类以甘平居多，两者均属于"血肉有情之品"，补益作用较强，多具有益气养血、健脾益肾之功效。畜禽肉类的营养成分因动物的种类、年龄、肥瘦程度及部位不同而异。畜禽肉类的蛋白质主要存在于肌肉组织，含量为 10%~20%，均为优质蛋白质，易为人体消化吸收利用。畜类的脂肪含量较高，以饱和脂肪酸为主；禽类的脂肪含量较低，含有较多亚油酸。胆固醇含量在不同部位含量有别：瘦肉约 70mg/100g；肥肉较高，为瘦肉的 2~3 倍；内脏更高，为瘦肉的 4~5 倍；脑中含量最高，为 2000~3000mg/100g，因此对于高脂血症患者，应少食动物内脏等。畜肉类是铁和磷的重要来源，含有较多硫、钾、钠、铜等；禽肉也含有较多矿物质，且硒含量高于畜肉。瘦肉和内脏 B 族维生素含量较多，尤其是肝脏中的多种维生素极为丰富（如维生素 A、维生素 D），禽肉中还含有较多维生素 E。禽肉类具有高蛋白、低脂肪、丰富维生素的特点，相对于畜肉类口感更加细腻，易于消化，是小儿的补益佳品。但对于贫血患者来说，畜肉类比禽肉类的补血效果更好。

猪肉：甘，平；入肺、脾、肝经；滋阴润燥，益气补血。

牛肉：甘，微温；入脾、胃经；补脾胃，益气血。

羊肉：甘，温；入脾、肾经；温中暖肾，益气补虚。

鸡肉：甘，温；入脾、胃经；温中补脾，益气养血，补肾益精。

鸭肉：甘，咸，凉；入肺、脾、肾经；滋阴养胃，利水消肿。

鹅肉：甘，平；入脾、肺经；益气补虚，益胃止渴。

鸽子肉：咸，平；入肝、肾经；补肝肾，益气血，祛风解毒。

鹌鹑肉：甘，平；入脾、肝经；健脾消积，滋补肝肾。

（六）水产类

水产类分为鱼类、贝壳类及其他类。鱼类性味多属甘平，具有健脾益气补血功能，部分鱼类还具有补肾益精的功效；贝类性味多为咸凉或咸寒，具有滋阴除热的作用，部分贝类具有清利湿热之功效。水产类含有 5%~20% 蛋白质，均属完全蛋白质，吸收利用率高。水产类的脂肪含量低，一般为 1%~3%，多由不饱和脂肪酸组成（如 DHA、EPA）；水产类的胆固醇含量一般较低，在 100mg/10g 左右。水产品中的矿物质含量比畜禽类高，为 1%~2%，钙的含量非常丰富，海产品中碘的含量也较高。水产类富含 B 族维生素，如维生素 B_2、烟酸等，海鱼类肝脏中含极丰富的维生素 A 和维生素 D，是人工提取维生素 A、维生素 D 的主要来源。

鲫鱼：甘，平；入脾、胃经；益脾开胃，利水除湿，清热解毒。

鲢鱼：甘，温；入脾、肺经；温中益气，利水止咳。

黄花鱼：甘，平；入脾、胃经；补脾益气，开胃。

银鱼：甘，平；入脾、胃经；补虚健胃，润肺，消积。

黄鳝：甘，温；入肝、脾、肾经；补气血，强筋骨，除风湿。

带鱼：甘，温；入脾、胃经；养肝补血，和中开胃。

泥鳅：甘，平；入脾、肺经；暖中益气，除湿清热，壮阳。

河虾：甘，温；入肝、肾经；补肾壮阳，解毒。

对虾：甘、咸，温；入肝、肾经；补肾壮阳，益气开胃，祛风通络。

牡蛎：甘、咸，平；入肝经；滋阴益血，清热除湿。

河蚌：甘、咸，寒；入肝、肾经；清热滋阴，养肝明目。

（七）蛋类

蛋为禽类卵的通称，常见蛋类有鸡蛋、鸭蛋、鹌鹑蛋和鸽子蛋等。各种禽蛋的结构都很相似，由蛋壳、蛋清、蛋黄三部分组成。蛋类性味多甘平，不同部位其性味也有所差别。蛋类均有滋阴润燥、养血益肺、息风养胎等作用。蛋类含蛋白质10%以上，均属于优质蛋白质，与合成人体组织的蛋白质所需的模式十分接近，故称为理想蛋白质。蛋类的脂肪含量较少，主要集中于蛋黄，易消化吸收；蛋类含较高胆固醇，主要集中于蛋黄。此外，蛋黄中还含有磷脂，能降低胆固醇。蛋类中的矿物质也主要集中于蛋黄内，以钙、磷、铁、钾、钠为主，而铁与卵黄高磷蛋白结合后的利用率较高。蛋类含较多维生素 A、维生素 E、核黄素、硫胺素，但易受环境影响。总的来说，蛋黄的营养价值高于蛋白，因此食用蛋类时，一定要吃蛋黄。

鸡蛋：蛋清甘、凉，蛋黄甘、平；入心、肾经；鸡蛋滋阴润燥、养心安神，蛋清清肺利咽、清热解毒，蛋黄滋阴养血、润燥息风。

鸭蛋：甘，凉；入心、肺经；滋阴清肺，止咳，止痢。

鹌鹑蛋：甘，平；入心、脾、肝经；补五脏，益气，强筋骨。

鸽子蛋：甘，平；入脾、肾经；补肾益气。

（八）奶类

常用的奶类有牛奶、羊奶、马奶，其中食用最多的是牛奶。乳类经过浓缩、发酵可制成奶粉、酸奶、炼乳等奶制品。奶类营养丰富，含有人体需要的各种营养素，容易被消化吸收，是母乳以外人类最好的食品。不同奶类的性味不同：牛奶性味甘平，为平补之品，适合各类体质；羊奶性味甘温，为温补之品，更适合阳虚体质；马奶性味甘凉，为清补之品，更适合阳盛体质。

奶类的蛋白质含量为2.8%~3.3%，主要由酪蛋白、乳清蛋白和乳球蛋白组成，均属完全蛋白质，吸收利用率高。奶类的脂肪含量较低，为3.5%~5%，以饱和脂肪酸为主；奶类的胆固醇含量低，仅13%；奶类的碳水化合物为3.4%~7.4%，主要形式为乳糖。乳糖易为人体吸收，可调节pH，促进胃肠蠕动，促进消化液分泌，抑菌，促进钙吸收。奶中矿物质含量丰富，特别是钙含量较高，如牛奶中钙含量为104mg/100mL，是补钙的最佳食物，但铁含量较低。此外，奶中含有一定量的维生素A、维生素D、维生素C、维生素B$_2$等，其含量与季节及饲料有关。

牛奶：甘，平；入心、肺经；补虚损，益肺胃，生津润肠。

羊奶：甘，温；入心、肺经；润燥补虚。

马奶：甘，凉；入心、肺经；补虚强身，润燥美肤，清热止渴。

三、常见的入食药物及功用

（一）发散类

1. 生姜

性味归经：辛，微温。归肺、脾、胃经。

功效：发汗解表，温中止呕，温肺止咳。

应用：风寒感冒，咳嗽，胃寒呕吐，解半夏、南星、鱼蟹之毒。

2. 葱白

性味归经：辛，温。归肺、胃经。

功效：发汗解表，散寒通阳，解毒散结。

应用：风寒感冒，阴寒腹痛，腹泻，四肢厥冷。

3. 浮萍

性味归经：辛，寒。归肺、膀胱经。

功效：祛风解表，透疹止痒，行水消肿。

应用：外感风热，发热无汗，麻疹透发不畅，风热瘾疹，皮肤瘙痒，水肿，小便不利。

4. 芦根

性味归经：甘，寒。归肺、胃经。

功效：清热，生津，止呕。

应用：热病烦渴，胃热呕吐，噎膈，反胃，干呕，鼻衄，齿衄，肺痈，肺痿，喉痛，斑疹，浮肿，解鱼蟹中毒。

（二）清热类

1. 竹叶

性味归经：甘、淡，寒。归心、肺、胃经。

功效：清热除烦，生津，利尿。

应用：热病烦热口渴，口舌生疮，小儿惊风，小便淋痛。

2. 野菊花

性味归经：苦，寒。归脾、胃经。

功效：清热解毒，降压。

应用：目赤肿痛，咽喉肿痛，痈肿疔毒。

3. 马齿苋

性味归经：酸，寒。归脾经。

功效：清热解毒，止痢。

应用：热痢脓血，热淋，血淋，痈肿疮疡。

（三）化湿类

1. 砂仁

性味归经：辛，温。归脾、胃、肾经。

功效：化湿醒脾，行气宽中，安胎。

应用：湿浊中阻，气滞食积，脘腹胀满，脾虚泄泻，妊娠恶阻，胎动不安。

2. 白豆蔻

性味归经：辛，温。归肺、脾、胃经。

功效：行气止痛，健脾化湿，暖胃止痛。

应用：胃脘疼痛，胸闷不饥，呕吐，噫气，反胃。

（四）温里类

1. 小茴香

性味归经：辛，温。归肝、肾、脾、胃经。

功效：祛寒止痛，理气和胃。

应用：少腹冷痛，寒疝，睾丸胀痛，肾虚腰痛，胃寒呕吐，呃逆，脘腹胀痛，食欲不振。

2. 高良姜

性味归经：辛，热。归脾、胃经。

功效：温中散寒，行气止痛。

应用：脘腹冷痛，呕吐泄泻，噎膈反胃。

（五）理气类

1. 沉香

性味归经：苦，温。归肾、脾、胃经。

功效：行气止痛，温中止呕，暖肾纳气。

应用：胸腹胀满，呕吐呃逆，腰膝虚冷，大肠虚秘，气淋，男子精冷，霍乱，噤口痢。

2. 陈皮

性味归经：辛、苦，温。归脾、肺经。

功效：理气和中，燥湿化痰。

应用：痰湿中阻，脾胃气滞证。

（六）化痰类

1. 海藻

性味归经：咸，寒。归肝、胃、肾经。

功效：化痰软坚。

应用：瘿瘤，瘰疬，脚气，浮肿。

2. 昆布

性味归经：咸，寒。归肝、胃、肾经。

功效：软坚散结，利水消肿。

应用：瘰疬，瘿瘤，水肿，脚气，睾丸肿痛，带下。

（七）止咳平喘类

1. 枇杷叶

性味归经：苦，微寒。归肺、胃经。

功效：清肺化痰，降气和胃。

应用：肺热咳喘，咳血，衄血，呕吐，痈肿热毒。

2. 白果

性味归经：甘、苦，平，有小毒。归肺经。

功效：敛肺定喘，止带缩尿。

应用：咳嗽痰多，气喘，带下，白浊及小便不利。

（八）补气类

1. 山药

性味归经：甘，平。归肺、脾、肾经。

功效：健脾补肺，固肾益精。

应用：脾虚泄泻，久痢，虚劳咳嗽，气短无力，消渴，遗精，带下，小便频数。

2. 白扁豆

性味归经：甘，微温。归脾、胃经。

功效：健脾和中，消暑化湿。

应用：脾虚泄泻，带下，暑湿吐泻。

3. 西洋参

性味归经：甘、微苦，凉。归心、肺、肾经。

功效：补气养阴，生津止渴。

应用：肺虚久嗽，失血，咽干，口渴，烦热劳倦。

4. 大枣

性味归经：甘，温。归脾、胃经。

功效：补脾和胃，益气生津，调和营卫。

应用：脾胃虚弱，食少便溏，心悸怔忡，妇女脏躁。

（九）补阳类

1. 冬虫夏草

性味归经：甘，温。归肺、肾经。

功效：补肾益肺，化痰止咳。

应用：久咳虚喘，咯血，肾虚腰痛，阳痿遗精，自汗盗汗，病后体虚不复。

2. 紫河车

性味归经：甘、咸，温。归肺、肝、肾经。

功效：补气，养血，益精。

应用：虚劳羸瘦，骨蒸潮热，咳喘咯血，盗汗，遗精阳痿，女子不孕。

（十）补血类

1. 龙眼肉

性味归经：甘，温。归心、脾经。

功效：补心养血，健脾益脑，安神。

应用：虚劳羸瘦，神经衰弱，失眠，健忘，惊悸，怔忡。

2. 当归

性味归经：甘、辛，温。归肝、心、脾经。

功效：补血，活血，调经，止痛，润肠。

应用：心肝血虚，痈疽疮疡，血虚便秘。

（十一）补阴类

1. 黄精

性味归经：甘，平。归肺、脾、肾经。

功效：滋阴润肺，补脾益气。

应用：肺阴不足，干咳无痰；肾精亏损，腰膝酸软，头晕目干；脾胃虚弱，倦怠少食，消渴。

2. 百合

性味归经：甘、淡，微寒。归心、肺经。

功效：润肺止咳，清心安神。

应用：肺燥咳嗽，热病后余热未清，神志恍惚。

（十二）固精缩尿类

芡实

性味归经：甘、涩，平。归脾、肾经。

功效：补脾止泻，固肾涩精。

应用：湿痹，腰膝痛，滑精，尿频，遗尿，久泻久痢，崩漏，带下，白浊。

四、常用养生膳食配伍方

因为南少林的独特文化，将其食疗方归为两大类：一类僧俗皆可食用类，一类为俗世人群食用类。

（一）僧俗皆可食用类

1. 粥类

（1）荔枝红枣粥

配方：粳米 100g，荔枝 30g，红枣干 15g，冰糖 10g，水适量。

制作：将糯米与荔枝肉同放入锅中煮粥。大火烧沸后加去核的红枣干，改用小火熬煮成粥，下入冰糖拌匀，再稍焖片刻，即可。

功效：润肌养颜，益气养血。

应用：主要用于贫血体弱、肌肤粗糙者等。

（2）山药粥

配方：粳米 150g，山药 60g，水 1000mL。

制作：将粳米与切成块的山药同放入锅中煮粥。

功效：益肺宁心，调中开胃。

应用：主要用于便秘、心痛、眩晕、虚损、癃闭等。

（3）苡仁红枣粥

配方：薏苡仁 30g，红枣 8 枚，糙糯米 60g，红糖 60g。

制作：糙糯米浸泡一宿，与薏苡仁、红枣同时放入锅中煮粥，米熟即成。食用时酌加红糖。

功效：益气养血，健脾补肺，安神益志。

应用：主要用于脾胃虚弱，气血不足所致的虚损、肺痨、失眠、疳疾及各种慢性虚弱性疾病。

（4）桂圆莲子糯米粥

配方：龙眼肉10g，莲子15g，糯米60g，水1000mL。

制作：将糯米与龙眼肉、莲子同放入锅中煮粥。

功效：安神宁心，益气养血。

应用：主要用于贫血体弱、心悸失眠、精神不振等。

2. 汤类

（1）莲子桂圆芡实汤

配方：龙眼肉15g，莲子20g，芡实20g，水适量。

制作：将莲子、芡实分别淘净，放入锅内加适量水，以文火煮至将熟。投入龙眼肉续煮数沸即成。

功效：滋润脾肾，养血安神。

应用：适用于失眠、贫血、记忆力衰退等。

（2）荔枝绿豆汤

配方：绿豆50g，粳米100g，荔枝30g，红枣干15g，冰糖10g，水适量。

制作：将绿豆、粳米洗净，荔枝剥皮去核，同放锅里煮汤，即可。

功效：清热祛暑，生津止渴。

应用：适用于盛夏天气炎热、微热口渴者等。

3. 茶饮类

（1）桂圆红枣茶

配方：干红枣250g，龙眼肉50g，冰糖60g，水1000mL。

制作：先将红枣剥开去核，再与龙眼肉一起置入茶壶内以热水冲泡8~10分钟，再加入冰糖。

功效：滋润心脾，养心开胃。

应用：适用于贫血、用脑过度、记忆力不佳等。

（2）桑叶枇杷茶

配方：桑叶、野菊花、枇杷叶各10g，水适量。

制作：将上三味制为粗末，开水冲泡，代茶饮。

功效：清肝泻火，祛风化痰。

应用：适合于头重脚轻、口干口苦及血压升高等。

（3）菊槐绿茶饮

配方：菊花、槐花、绿茶各3g。

制作：将上三味放入瓷杯中用沸水冲泡，加盖闷泡后频频饮服，一日一剂，连服7天。

功效：泄热开郁，清利头目。

应用：用于立春以后体内郁热向外泄越所出现的头昏、胸闷、咳嗽、四肢倦怠、身热、便秘等症状，即春季郁热症。

（4）降压减肥饮

配方：海带10g（或海带粉2g），话梅干1个，水150mL。

制作：将海带、话梅干放在150mL开水中浸泡一夜，次日晨空腹饮用。

功效：海带中含有丰富的碘，可促使甲状腺保持良好的功能，从而加快机体组织的更新；话梅干中含有枸橼酸，能消除肌肉之中的废物（如乳酸）。

应用：长期服用，可使肌肉致密，血管功能保持正常，还可使人的表情变得生动活泼。

（5）降糖茶

配方：枸杞10g，怀山药9g，天花粉9g。

制作：将怀山药、天花粉研碎，连同枸杞一起放入陶瓷器皿中，加水文火煎煮10分钟左右，代茶连续温饮。

功效：滋补肝肾，益气生津。本品有降低血糖、促进肝细胞新生的作用，还可降低血压。

应用：适合糖尿病、肝肾功能欠佳等慢性病患者服用。

（6）降脂茶

配方：新鲜山楂30~50g，槐花6g，茯苓10g。

制作：将新鲜山楂洗净去核捣烂，连同茯苓放入砂锅中，煮沸10分钟左右滤去渣，再用此汁泡槐花，加糖少许，频频温服。

功效：降血脂。此茶酸甜可口，开胃助消化，可降低血中胆固醇，舒张血管，预防中风。

应用：适合高脂血症、冠心病、动脉粥样硬化等慢性疾病的保健治疗。但胃酸较多、平素脾胃虚弱之人应慎用。

（二）俗世人群食用类

1. 粥类

海参粥

配方：水发海参15g，糯米60g，冰糖12g，水1000mL。

制作：糯米浸泡一宿备用。将海参改刀，与糯米放入锅中煮粥，米熟即成。食用时酌加冰糖。

功效：补虚损，理腰脚，益精髓，壮阳事，利二便。

应用：主要用于肾虚眩晕、头痛、心痛、阳痿、便秘、癃闭等。

2. 羹汤类

（1）天麻鱼头汤

配方：天麻25g，川芎10g，茯苓10g，鲜鲤鱼1尾（约重1500g）。

制作：上述食材加水煮汤，适量调味即成。

功效：平肝息风，行气止痛。

应用：用于头痛、眩晕、四肢麻木等。

（2）当归羊肉羹

配方：当归25g，黄芪25g，党参25g，羊肉500g，葱、姜、食盐、料酒、味精各适量。

制作：先将羊肉洗净，放入铁锅内，另将当归、黄芪、党参装入纱布袋中，扎口，与葱、姜、食盐、料酒、味精一起加入锅内，再加适量水，用武火煮沸，改文火慢炖，至羊肉烂熟即成。

功效：补血益气。

应用：适用于血虚、贫血等各种气血不足证。

（3）当归炖母鸡

配方：当归15g，党参15g，母鸡1只（约重1500g），葱、姜、料酒、食盐各适量。

制作：宰杀母鸡后去净毛及内脏，洗净，将当归、党参置鸡腹内，放入砂锅中，加葱、姜、料酒、食盐及适量清水，置灶上先武火煮沸，再改文火慢炖，直至鸡肉烂熟即成。

功效：补气益血，健身祛病。

应用：凡肝脾阴虚血少、各种贫血及慢性肝炎等患者均可食用。

（4）归参鳝血羹

配方：当归、党参、鳝鱼、料酒、葱、姜、蒜、食盐、酱油、味精各适量。

制作：鳝鱼剖背脊，去除内脏、头、尾、骨，切丝备用；当归、党参装入纱布袋，扎口。将鳝丝、药袋置锅中，放入料酒、葱、姜、蒜、食盐、酱油，加水适量并置灶上，先用武火烧开，收弃浮沫，再改用文火煎煮 1 小时，加味精调味，弃药袋，余供食用。

功效：补益气血。

应用：对气血不足、体倦乏力、面黄肌瘦者有效。

（5）二母元鱼

配方：元鱼（鳖）1 只（约重 500g），贝母、知母、前胡、柴胡、杏仁及黄酒适量，食盐少许。

制作：元鱼加块，与其他食材共放入大碗中，加水没过肉块，置蒸锅中蒸 1 小时，即可供食用。

功效：滋阴，退虚热。

应用：凡阴虚有热或妇女长期低热不退者均可食用。

（6）冬虫夏草鸡

配方：雄鸡 1 只，冬虫夏草 5 ~ 10 枚，姜、葱、食盐少许。

制作：宰杀雄鸡，去净毛及内脏，洗净后放锅中，加入冬虫夏草及姜、葱、食盐、水适量，用小火慢炖，直至鸡肉烂熟，即可供食用。

功效：补虚助阳。

应用：凡病久体虚、肢冷自汗、阳痿遗精之人均可食用。

3. 茶饮类

速效增力饮

配方：柠檬 1 片，鸡蛋黄 1 个，参杞补酒 20mL，葡萄糖 4 块，红茶 150mL。

制作：将柠檬、鸡蛋黄、参杞补酒、葡萄糖溶于 150mL 红茶中，一次饮用。10 分钟后会明显感到精力充沛。

功效：益气养血，通经疏络。

应用：在紧张而繁忙的工作中一旦感到体力不支，即可酌情饮用。

4. 其他类

（1）鸡头粉馄饨

配方：羊肉250g，草果2个，豌豆100g，陈皮末、生姜末、生姜汁、木瓜汁、鸡头粉、豆粉各适量，葱、食盐少许。

制作：羊肉、草果、豌豆及陈皮末、生姜末、葱、食盐适量制成肉馅备用，生姜汁、木瓜汁、鸡头粉、豆粉各适量制成馄饨皮，与肉馅一起制成馄饨，煮熟即成。

功效：补中益气。

应用：适宜于体质虚弱者食用。

（2）酱醋羊肝

配方：羊肝、酱油、醋、白糖、黄酒、葱、姜、淀粉、植物油各适量。

制作：适量炒菜食用。

功效：养肝明目。

应用：主要用于肝虚夜盲等。

（3）归参山药猪腰

配方：当归、山药各10g，党参10g，猪腰500g，酱油、醋、姜丝、蒜末、香油各适量。

制作：切开猪腰，剔除筋膜臊腺，洗净，放锅内，另将当归、党参、山药装入纱布袋中，扎口，置锅中，加水适量，清炖至猪腰熟透，取出猪腰，放凉后切薄片备食。食用之时，将酱油、醋、姜丝、蒜末、香油等与猪腰片拌匀即可。

功效：益气，养血，补肾。

应用：主要用于肾亏血虚而致心悸气短、失眠、自汗、腰酸疲软等症。

（4）蛇酒

配方：乌梢蛇、大白花蛇各250g，蝮蛇100g，生地黄、冰糖各500g，白酒1000mL。

制作：将生地黄、三种蛇、冰糖放入酒坛浸泡半月许，每日睡前服两小盅。

功效：祛风湿，透筋骨，定惊悸。

应用：主要用于偏瘫或风湿瘫痪、骨节疼痛、四肢麻木不仁等。

（5）山药面条

配方：面粉 3000g，山药粉 1500g，鸡蛋 10 只，老姜 5g，豆粉 200g，盐、胡椒粉、猪油、葱各适量。

制作：制成面条食用。

功效：健脾补肺，固肾益精。

应用：主要用于虚劳咳喘、脾虚久泻、消渴遗精等症。此外，亦用于瘥后诸症的调养。

五、常用的养生药饵

食饵法既有别于药膳，又完全不同于中药处方，而是介于两者之间的一种独特的饮食养生现象，是"药食同源"理论的产物，也是中华养生文化特有的现象。药物是改变病理过程，属临床治疗；药膳可改善生理过程，也可参与改变病理过程，属食养、食疗。而饵只改善生理过程，纯属养生保健。

从配伍和应用的角度来看，饵有如下特征：①饵由药物或食物或二者兼有食物配伍组成。组成成分符合药膳的特征，但服用时符合服药的特征。②饵有固定的配方，包括组成、用量、炮制方法、服用方法、饮食禁忌等，是一个完整的方案，符合中药处方的特征，但饵的组成成分中有食物或仅由食物组成。③食饵以养生为目的，益寿延年为目标。药膳除了养生以外，还有食疗的作用，而中药处方只有治疗的作用，纯属临床医疗行为。常见药饵有以下几种。

1. 桑椹丸（《本草拾遗》） 桑椹利五脏关节，通血气，久服不饥。多收晒干，捣末，蜜和为丸。每日服六十丸，容颜不老。

2. 地黄丸（《千金翼方》）

生地黄（五十斤）一味捣之，以水三升绞取汁，澄去滓，微火上煎减半，即纳好白蜜五升，枣脂一升，搅令相得乃止。每服鸡子大一枚，日三服。令人肥美色。

3. 服椒法（《遵生八笺》） 蜀椒二斤，拣去梗核及闭口者净称；青盐六两，其色青白，龟背者良，细研。掺盐在椒上，用滚汤泡过椒五寸许，经宿，以银石器慢火煮，止留椒汁半盏。扫干地，铺净纸，倾椒在纸上，覆以新盆，封以黄土。经宿，取置盆内。将干菊花末六两，拌滚令匀，更洒所余椒汁。然后摊于筛子内晾干。菊花须小、色黄、叶厚、茎紫、气香、味甘，名曰甘菊，蕊可作羹者为真，阴干为末。

初服之月，早十五，晚如之。次月早晚各二十粒。第三月，增十粒，至二百粒止。服半年后，觉胸膈间横塞如有物碍，即每日退十粒，至十五粒止。俟其无碍，所服仍如前。须始终服之，令椒气早晚熏蒸。如一日不服，则前功俱废矣。

饮食蔬果等，并无所忌节。一年效即见，容颜顿悦泽，目明而耳聪，乌须而黑发。补肾轻腰身，固气益精血。椒温盐亦温，菊性去烦热。

4. 胡麻方（《千金翼方》） 胡麻肥黑者，取无多少，簸治蒸之，令热气周遍如炊顷，便出曝，明旦又蒸曝，凡九过，止。烈日亦可一日三蒸曝，三日凡九过。燥讫，以汤水微沾，于臼中捣使白。复曝燥，簸去皮，熬使香，急手捣下粗筛，随意服，日二三升。亦可饴和之，亦可以酒和服。稍稍自减，百日无复病，一年后身面滑泽，水洗不着肉。五年，水火不害，行及奔马。

5. 杏仁酥（《千金翼方》） 主万病，除诸风虚劳冷方。取家杏仁，其味甜香，特忌用山杏仁。山杏仁慎勿用，大毒害人也。家杏仁（一石去尖皮两仁者，拣完全者。若微有缺坏，一颗不得用。微火炒，捣作细末，取美酒两石，研杏仁，取汁一石五斗），上一味，以蜜一斗拌杏仁汁，煎极令浓与乳相似，纳两顶瓮中搅之，密封泥勿令泄气。三十日看之，酒上出酥也，接取酥纳瓷器中封之。取酥下酒别封之。团其药如梨大，置空屋中作阁安之，皆如饴状，甚美。服之令人断谷。

第三节　饮食有节

佛教初传中国由于僧众多以乞食为主，所以对于僧众的用餐时间并无规范，僧人可以随时进食。而诸多古刹多处深山僻静之所，乞食满足日常需要的难度较大，逐渐倾向于禅农结合，集体从事农耕的农禅生活，遵从"务于节俭也，并全体须参加劳动，自力更生，行'上下均力'之普请法"，严格地实践"一日不作一日不食"的信条。再者，佛教的发展深受中国传统文化和历史背景的影响，在历史的长河中，中国历来重视农耕，如僧众一直秉持托钵的生活，与中国人民勤劳耕种维生的传统文化思想相违背，在我们传统文化思想中认为只有好吃懒惰和无用之人才会乞食，这一传统思想的融入也是促进僧众禅农结合的历史文化背景。"佛说：早起诸天食，日中三世佛食，日西畜生食，日暮为鬼神食。如来欲断六趣因，令入道中，故制令同三世佛食。"（《毗罗三昧经》）"午前为生气，午后为死气。释氏有过午不食之说，避死气也。"（《老老恒言》）由此认为超过中午之时限即不得进食，此称过午不食，即"持午"。若过午而食，称为"非时食"。"上古之人，其知道者，法于阴阳，和于术数，食饮有节，起居有常，不妄作劳，故能形与神俱……"（《素问·上古天真论》）由此可知，佛教所倡导"过午不食"实际上是在特定的历史经济文化背景下所形成的，其实质是我们传统文化认识中的"饮食有节"与佛教相关思想的融合，也是佛教中国化过程中的产物。但由于我国之僧众从事农耕，体力消耗巨大，气候寒冷，"过午不食"的戒律并未严格执行，午后进食并非违背戒律，只是把午后所进之食作为养身健体的药石，以保持身心康健的需要，并于进食过程中心存愧疚。随着社会经济文化的发展，对于普罗大众而言，更应认识到其本质，做到饮食有节才是保持身心共健的关键。饮食有节，主要指定时和定量两个方面，同时在饮食过程中注意食物的寒温。

一、定时

定时指进食应有相对固定的时间，不得随意进食，即"不时不食"。食物进入人体后，消化系统需要一定时间对其进行消化吸收，如果随意进食，不但食物不能充分消化吸收，而且消化系统得不到相应休整，容易打乱胃肠道的活动规律，时间一长便造成食欲减退、消化不良等。

人类在长期进化过程中形成了体内较为固定的、有规律的节奏现象，在早、中、晚三个时间段，人体内的消化功能特别活跃。按照相对固定的时间，有规律地进食，可以保证消化、吸收功能有节奏地进行活动，脾胃配合协调可使肠胃虚实更替，有张有弛，食物则可有条不紊地被消化、吸收，并输布全身。若不分时间，随意进食，零食不离口，会使肠胃得不到休息，以致胃肠虚实无度，影响消化功能，甚则损害健康。饮食规律可使摄入的热量和各种营养素适应人体的需要和消耗，以促进生长发育，促进健康，提高工作效率。同时，保证进食与消化过程的协调一致，使进食的食物能被充分消化吸收是合理饮食的一个重要环节。

我国传统的饮食方式为一日三餐，每餐之间间隔 5~6 小时，合乎生理要求。一般来说，食物进入胃中，素食停留 4 小时左右，肉食约 6 小时，混合性食物为 4~5 小时，然后再由胃经十二指肠进入小肠。当胃排空到一定程度时，便产生饥饿感，可再度进食。

总而言之，无论佛教中"过午不食"的一日两餐，还是我们传统饮食方式的一日三餐，长期秉持其中之一，均为定时进食，在体内形成相应的生物钟，对于保证身心康健均具有重要的意义。

二、定量

人体对于食物的需求与相应时间段内的消耗密切相关。定量是指进食饥饱适中，不可过饥过饱。《增一阿含经》记载："若过分饱食，则气急心满，百脉不通，令人壅塞，坐卧不安。""若限分少食，则食羸心悬，意虑无故。"人体对食物的消化、吸收和运化主要靠脾胃来完成，进食定量，饥饱适中，消化吸收运转正常。反之，过饥过饱均可伤及脾胃气机，对人体健康均不利，故"早餐宜好，午餐宜饱，晚餐宜少"。各餐食物分配有一定比例：早餐占全日总热量的 30%~35%，中餐占 40% 左右，晚餐占 25%~30%。这样的分配是为了适应生理和工作的需要。早晨起床不久，食欲较差，为了工作要摄入足够的热量，故选用体积小而富于热量的食物；午餐前后都是工作时间，既要补足上午的能量消耗，又要为下午工作做准备，所以应占热量最多，选富含蛋白质和脂肪的食物；晚餐食物热量应稍低，多吃易于消化的食物。晚饭太饱，或进食难以消化的食物，或食后即睡，会影响睡眠，甚至使饮食停滞胃中，引起消化不良，即所谓"胃不和则卧不安"。若暴饮暴食，即一次或多次进食量过多，超过胃肠自身的承受能力，会对肠胃造成损害。《素问·痹论》指出："饮食自倍，肠胃乃伤。"明代敖英在《东谷赘言》曰："多食之人有五患，一者大便数，二者小便数，三者扰睡眠，四者身重不堪修养，五者多患食不消化。"短时间的暴饮暴食会使消化功能紊乱，出现呕吐、腹泻等症。长时间暴饮暴食会使食量过多，能量蓄积，引起糖尿病、高脂血症、痛风、肥胖等"富贵病"，有的还可诱发心绞痛或心肌梗死。

三、寒温适度

寒温适度一方面是指食物的温度要适中，太烫太冷的食物会对消化道造成不同的损伤。唐代孙思邈认为"热无灼唇，冷无冰齿"。一般认为食物温度以40℃左右最为适宜。过寒饮食易损及胃阳，过热饮食则易损伤胃阴。寒温不当，除损伤胃之阴阳外，还可伤及其他脏器，如"形寒饮冷则伤肺"。有研究表明，进食过热的食物是食管癌的诱发因素之一。寒湿适度的另一方面是指食物的寒凉温热性能应适宜，饮食做到"热者寒之""寒者热之"。对于正常人而言，大寒大热食物少量食用，即使食用也应注意食物的合理搭配，如烹调鱼、虾、蟹等寒凉食物应配以生姜、葱、蒜及料酒等温热性调料，防止菜肴偏寒凉而引起脾胃不适。

第四节　饮食宜忌

"食为行道，不为益身。"（《大智度论》）饮食为修道得以正常进行的基础保障，饮食的目的是为了保持身体健康和修道。其还有"吃得少，心智才能清明""疾病以减食为汤药"等观点论述。佛家认为身体之病不仅是头痛、腹痛等，身体所受之苦皆为病，肚子饿亦可认为是病，世人所食之物皆为药，为满足身体所需之药。正所谓"所食之味，有与病相宜，有与身为害，若得宜则益体，害则成疾"（《金匮要略》），"宜"是指所食用食物能够治病养病，对人体健康有促进作用。如有相反作用者即为忌。基于以上观点，饮食有所禁忌不但有利于僧众的身心健康，而且对于俗世人群的身心健康亦有重要的指导意义。

一、饮食之宜

1. 食时宜细嚼慢咽　饮食表现是心境的一种重要外在表现之一，狼吞虎咽不是心静之人的外在表现，佛家倡导人需保持心之清净平衡，故心无旁骛地细嚼慢咽才是修行的外现。《养病庸言》中指出"不论粥饭点心，皆宜嚼得极度细咽下"。在细嚼过程中，能使唾液大量分泌，细嚼又可使食物磨碎，减轻胃的负担，有利于脾胃的消化吸收。慢咽可避免呛、噎、呃等现象的发生。缓食又能使消化器官逐渐分泌消化液，减少对其刺激，尤其是牙齿不好的老年人，细嚼慢咽更为必要。狼吞虎咽，一方面可致食物未能被口腔中唾液酶消化而直接吞下，增加胃肠道负担，有时还引起打嗝，另一方面可致大脑摄食中枢不能很好地控制食欲，摄入过多食物，不利于禅修，甚至引起肥胖及随之而来的慢性疾病。

2. 食时宜情绪平稳　嗔戒是佛家重要的戒律之一，"嗔"这一过激的情绪刺激可导致脏腑功能紊乱，肝主疏泄，其疏泄正常则脾胃健旺。反之，情绪恼怒、忧思可抑制食欲，不利于食物的消化吸收。古人云："食后不可便怒，怒后不可便食。""脾好音声，闻声即动而磨食。"

从生理和心理角度来分析：当人们心情愉快时，自主神经功能协调活动，消化系统的腺体正常分泌，食物进入口腔，就有足够的唾液浸润；进入胃以后，又有适量的胃液分泌，使消化正常进行。若心情不愉快时，进食时就会出现相反的情况，如唾液停止分泌、嗓子发干、饭菜难以下咽、肠胃蠕动减慢，使多种消化腺的活动受到抑制，如果长期处于这种厌食状态，胃便容易受到损伤。

如何保持进餐时的情绪稳定舒畅？一是注意进食的环境宁静、整洁，这对稳定人的情绪是很重要的。喧闹、嘈杂和脏乱不堪的环境，往往影响人的情绪和食欲。二是注意进食过程，不谈令人不愉快的事情，不急躁，不争吵，不争论。

3. 食时宜专心　佛家有"食不乐想""心存五观"的进食要求，即要求进食时把各种琐事尽量抛开，将注意力集中到饮食上来，将饮食和解脱结合在一起。《论语》中说"食不语"，《千金翼方》中也提到"勿大言"，说明自古以来，人们就已认识到专心进食有利于消化的道理。进食专心，一方面能够有助于消化，享受各种食物的美味，另一方面还可以有意识地注意各种食物的合理搭配。假如进餐时头脑中仍然思绪万千，或者边看书报边吃饭，不仅会影响食欲，还会影响消化吸收功能。这不符合饮食养生要求。

4. 食后宜摩腹　腹部为胃肠所在之处，腹部按摩是历代养生家一致提倡的养生保健方法之一，尤宜于食后进行。食后摩腹的具体做法：先搓热双手，然后双手相重叠，置于腹部，掌心绕脐沿顺时针方向由小到大、行轻柔缓和转摩36周，再逆时针方向由大到小、绕脐转摩36周。上腹部是胃所在的部位，手搓热后按摩，能使局部血管扩张，有利于胃肠的血液循环，加强胃肠蠕动。此种摩法能理气消滞，增强消化功能，防治胃肠疾病。

5. 食后宜散步　佛家饮食完毕之后，通常要进行"经行"，其为佛家修持禅定和智慧的重要具体方法之一，由《四分律》可知，经行有利于长时间禅定，有利于身体康健而可远行，身心动静结合，可促进食物消化，强身减病等。俗话说"饭后百步走，活到九十九"。饭后散步是一种良好的习惯。散步的轻微震动，再加上走路时腹肌前后收缩，膈肌上下运动，可使内脏器官相互按摩，对胃肠和肝脾能起到很好的按摩作用，不仅使胃肠蠕动加快，黏膜充血，还能使消化液分泌旺盛，更好地对食物进行消化。散步之后，宜适当休息，切忌剧烈运动。饭后血液聚于胃肠以利于消化，若剧烈活动，血液分走四肢，胃肠血液供应相对不足，影响其消化功能的正常发挥，久则引起胃肠疾病。食后散步，一般在饭后半小时左右进行比较好。

6. 食后宜漱口　医圣张仲景在《备急千金要方》中说"食毕当漱口数过，令牙齿不败口香"。说明饭后要注意口腔卫生，经常做到食后漱口。进食后口腔内包括牙齿、牙龈的缝隙以及咽部常会存留一些食物的残渣，如果不及时清除，很容易引起口臭、龋齿、牙龈及扁桃体发炎等病症。饭后马上漱口，把食物残渣冲洗干净，可减少上述病症的发生。一日三餐之后，或平时吃甜食后皆须漱口。防治龋齿和口臭可用茶水漱口，以绿茶为最佳。因茶叶中含有较多的氟元素，再加上漱口时的冲刷，不仅可冲掉齿龈间的食物残渣，还能防治龋齿。茶叶气味清香，可以清除异气，所以能除口臭。防治扁桃体发炎，可采用淡盐水漱口，有杀菌作用，同时能冲刷扁桃体凹陷处的食物残渣。

二、饮食禁忌

1. 配伍禁忌　配伍禁忌即两种或两种以上食物同时食用时，可降低食物养生及食疗效果，甚至会产生对人体有害作用，即上文所讲的"相恶"和"相反"配伍。

2. 发物禁忌　发物是指能引起旧病复发、新病加重的食物，常见的包括三大类：一类是食物中含有致敏性成分，人体食用后作为过敏原而引起变态反应，如有人食用蟹、鱼、花生、蛋黄后发生哮喘，或者湿疹、荨麻疹等。一类是指食物中含有较多激素，包括甲状腺素、肾上腺素和性激素等，食用后人体处于亢奋状态，出现心悸、失眠、激动，甚至加重疾病，如猪头肉、鸡爪、鸡头、羊肉等。一类是指包括具有升发特性的辛温食物，通常含有挥发油、胡椒碱等物质，食用后会导致局部疮、疖、痈、肿加重，如辣椒、葱、韭菜、蒜等。过敏体质人群进食时，对这些发物尤其要注意。发物也有其益处，适当食用也能辅助一些特定疾病的治疗，如小儿痘疹用芫荽水煎服，可令其痘疹速出及出透。

3. 病体禁忌　患有某些疾病时，某些食物在患病期间不宜食用，否则会延长病程，影响恢复，甚至引起疾病反复或加重。一般来说，患病期间，以下几类食物要避免食用：

（1）生冷类：如冷饮、冷食等。

（2）黏滑类：糯米等制成的米面食品等。

（3）油腻类：如荤油、肥肉、油炸食品等。

（4）腥膻类：对皮肤病等一些疾病来说，海鱼、无鳞鱼、虾、蟹、羊肉等要慎用。

（5）辛辣类：对身体有热的人来说，辣椒、花椒、香菜、酒等要慎用。

第六章

四季养生

佛教源于印度，佛教中有将一年分为六个季节（《医理精华》）的观点，还有一年分为五时（《南海寄归内法传》）、三时（《大唐西域记》）以及六时（印度民间，不同于六季）等划分方法，各种季节划分方式实际上均与所处的地理区域具有明显的关系。"如来圣教，岁为三时，即热时、雨时、寒时。一年分为春夏秋冬四季。"（《大唐西域记》）"春正月二月三月寒多，夏四月五月六月风多，秋七月八月九月热多，冬十月十一月十二月有风有寒。""人身中本有四病。一者地。二者水。三者火。四者风。风增气起。火增热起。水增寒起。土增力盛。"（《佛说佛医经》）佛教养生理论的形成具有明显的地域、气候以及文化特点，如《佛说养生经》认为：凡多风的处所，则富于隆的因素，热地则富于赤巴，而湿地多培根，且其根据春、盛夏、季夏、秋、初冬、隆冬六季来阐述人体内隆、赤巴和培根三种元素消减关系，强调人体养生保健应顺应地域和季节的变化。由于我国所处的地理区域、气候特点，以及我国传统文化思想，特别是中医药文化的不断融入，汉传佛教自然而然地以我国传统春夏秋冬四季、节气及地域特点来指导养生实践。

四季养生就是按照春夏秋冬四季时令节气的阴阳变化规律，结合人体自身的特点，运用相应的养生手段进行养生的方法。人生活在自然中，与自然界息息相关，所谓"天人合一"的养生观，就是告诫人们要顺从四时气候的变化，适应周围环境，使机体与大自然协调以健康长寿。这种"天人相应，顺应自然"的养生方法，是中医养生保健的一大特色。

第一节　四季养生的基本原则

《佛说佛医经》《佛说养生经》以及《四部医典》（藏医）等著作均强调顺应季节气候特点，并结合人体内元素盛衰变化来保持身心的健康，关于养生保健的理论和方法极其丰富，但最重要的是顺时养生。正如《灵枢·本神》所说："故智者之养生也，必顺四时而适寒暑……如是则僻邪不至，长生久视。"又如《素问·六节藏象论》云："天食人以五气，地食人以五味。"以上论述均说明人体要依靠天地之气提供的物质条件而获得生存，同时还要适应四时阴阳的变化规律，才能与外界保持协调平衡。

一、顺应自然规律

基于汉传佛教传播的大部分区域而言，一年四季的气候变化经历着春温、夏热、秋凉、冬寒的规律。"夫四时阴阳者，万物之根本也。所以圣人春夏养阳，秋冬养阴，以从其根，故与万物沉浮于生长之门。逆其根，则伐其本，坏其真矣。故阴阳四时者，万物之终始也，死生之本也，逆之则灾害生，从之则苛疾不起，是谓得道。"（《素问·四气调神大论》）四时阴阳的变化规律，直接影响万物的生死荣枯，"人以天地之气生，四时之法成"。四时阴阳变化对人体的脏腑、经络、气血各方面都有一定的影响，故而顺应四时变化，以调摄人体阴阳平衡。"春夏养阳，秋冬养阴"乃是顺应四时阴阳变化的养生保健的关键。所谓春夏养阳，即养生养长；秋冬养阴，即养收养藏。只有顺从四时阴阳这个根本，人体才能健康长寿。

二、遵循四季特性

自然界的基本规律是春主生、夏主长、秋主收、冬主藏，养生应当遵循四季的特性。春天要养"生"，所谓养"生"就是在春天应当借助大自然的生机，去激发人体的生机，鼓动生命的活力，从而进一步激发五脏从冬天的藏伏状态中走出来，进入新一年的生命活动。夏天要养"长"，所谓养"长"就是利用夏天天地的长势，去促进人体的生长功能，重点养心，通过提高心的气血运行功能以加强人体的生长功能。秋天要养"收"，所谓养"收"就是顺应秋天大自然的收势，来帮助人体的五脏尽快进入收养状态，让人体从兴奋、宣发的状态逐渐转向内收、平静的状态。冬季要养"藏"，所谓养"藏"就是顺应冬天天时的藏伏趋势，调整人体的五脏，让人体各脏腑经过一年的辛苦后，逐渐进入休整状态，也就是相对的"冬眠"状态。

三、重视审时避邪

人体适应气候变化以保持正常生理活动的能力，毕竟有一定限度。尤其在天气剧变、出现反常气候之时，更容易感邪发病。因此，人们在四时养生保健调养正气的同时，必须注意对外邪的审识避忌。只有这样，两者相辅相成，才能收到良好的养生成效。《素问·八正神明论》说："四时者，所以分春秋冬夏之气所在，以时调之也。八正之虚邪，而避之勿犯也。"所谓"八正"，是指二十四节气中的立春、立夏、立秋、立冬、春分、秋分、夏至、冬至八个节气，是季节气候变化的转折点。节气前后的气候变化对人体新陈代谢有一定的影响。体弱多病的人往往在交节之时感到不适，或者发病，甚至死亡。因此，要注意交节变化，慎避虚邪。

第二节　春季养生

春三月，即农历为 1~3 月，公历为 3~5 月。从立春之日起到立夏之日止，历经立春、雨水、惊蛰、春分、清明、谷雨六个节气，其中的春分为季节气候的转变环节。春季在四时交替周期中为四时之首，万象更新之始，自然界生机勃勃，欣欣向荣。此季节，与人相应的特征为"发""生""应肝"。正如《素问·四气调神大论》所记载："春三月，此谓发陈，天地俱生，万物以荣，夜卧早起，广步于庭，被发缓形，以使志生，生而勿杀，予而勿夺，赏而勿罚，此春气之应，养生之道也。"因此，春季养生必须顺应春天阳气升发、万物始生的特点，注意保护阳气，着眼于"养生"。凡耗伤阳气或有碍阳气生长的皆宜避免。

一、春季特性

春季天气由寒转温，草木生发萌芽，万物复苏，人体的新陈代谢也开始变得活跃起来。春季属于五行中的"木"，肝属木，木的物性是升发，肝脏也具有这样的特性，此时人体内以肝、胆经脉的经气最为旺盛和活跃。所以春季应特别注意养肝。

春天的天气骤暖骤冷，变化很大，所以人们容易患上过敏性皮炎、胃溃疡、流行性感冒、流行性脑脊髓膜炎、肺炎、急性支气管炎、病毒性肝炎等各种疾病，老年人最易复发偏头痛、过敏性哮喘、高血压、冠心病等。由此可见，在春天采取积极的防治措施，以顺应季节的变化有着重要意义。如果春季养生保健得法，将有益于全年的健康。

从立春开始，春寒虽不像寒冬腊月那样酷冷，但若过早脱下棉衣，便会减弱人体防御功能，导致流行性感冒、肺炎、哮喘等呼吸道疾病的发生，或使原有的疾病加重。《内经》里明确指出"春夏养阳"，即保养人体阳气，即俗话中的"春捂"。

忽冷忽热的气候易使人体的血管不断收缩扩张，很不稳定，这对患有高血压、心脏病的人危害极大，易发生"脑中风"，诱发心绞痛或心肌梗死。体弱的儿童遭受"倒春寒"时，易感染白喉、百日咳、猩红热、感冒等疾病。

春天气候由寒转暖，温热毒邪开始活动，所以强调要防风温。特别是平时身体虚弱之人，往往会因受风热外邪而发生风温（如流感等）。预防时，住宅内放置一些薄荷油慢慢挥发，以净化空气。此外，对于年老体弱之人，还应尽量避免去人多、空气污浊的公共场所活动，注意居室内空气清新、流通。

二、春季饮食

（一）省酸增甘

春季属肝木，在五脏与五味的关系中，酸味入肝，《摄生消息论》言："当春之时，食味宜减酸益甘，以养脾气……"所以春季饮食宜多食甜食，少食酸，省酸增甘，意在养脾气以防肝克。此外，春时木旺，与肝相应，肝木不及固当用补，然肝木太过则克脾土，不利于阳气的升发和肝气的疏泄，《金匮要略》有"春不食肝"之说。

（二）微温助阳

春季为升发之季，宜食用辛散微温助阳之品，辛味调畅气血，有益于气血生化，温可助阳升发。但此时阳气为少阳，仅宜助其升发，正常情况下不可过于温补，如附片炖狗肉、羊肉之类。宜食如葱、姜、蒜、芹菜、香菜、韭菜等。

（三）多食蔬菜

春季饮食还要吃些低脂肪、高维生素、高矿物质的食物，如油菜、芹菜、菠菜、小白菜、莴苣等，这对于因冬季过食膏粱厚味，近火重裘所致内热偏亢者，还可起到清热解毒、凉血明目、通利二便、醒脾开胃等作用，预防口角炎、舌炎、夜盲、皮肤病等疾病的发生。

（四）清淡食补

食补宜选用较清淡温和且扶助正气、补益元气的食物。偏于气虚的，可多吃一些健脾益气的食物，如薏米粥、红薯、土豆、鸡蛋、鸡肉、牛肉、花生、芝麻、大枣、蜂蜜、牛奶等。偏于气阴不足的，可多吃一些益气养阴的食物，如胡萝卜、豆芽、豆腐、莲藕、荸荠、银耳、蘑菇、鸭蛋、鸭肉、兔肉、甲鱼等。不宜多进大辛大热之品，如人参、鹿茸、烈酒等，以免助热生火。

三、春季起居

（一）早睡早起

《素问·四气调神大论》曰："春三月……夜卧早起，广步于庭，被发缓形，以使志生……养生之道也。"春天皮肤舒展，身体各器官负荷加大，而中枢神经系统却产生镇静、催眠作用，使肢体感觉困倦，即"春困"。但贪睡不利于阳气升发。为了适应这种气候转变，日常起居应早睡早起，经常到室外、林荫小道、树林中漫步，与大自然融为一体。值得注意的是，春日里尽量不要熬夜，以免诱发和加重春困。

（二）莫忘"春捂"

"春天孩儿面，一日三变脸。"春天强调"春捂"，是因为人们刚刚度过"冬藏"阶段，代谢功能、抗病能力较低，且春季气候多乍暖乍寒，为免遭春寒侵袭，故衣着方面不要顿减，正如《寿亲养老新书》里所指出的"春季天气渐暖，衣服宜渐减，不可顿减，以免使人受寒"。春暖花开，过早地顿减衣物，一旦寒气袭来，会使血管痉挛，血流阻力增大，影响机体功能，造成各种疾病，所以"春捂"习惯要保持，这种"捂"是捂住机体，不是封闭居室，经过严冬的室内保温，春天反而需经常打开窗通风换气。清晨与夜晚，穿衣、盖被宁多勿少，重点在于背部和腿部，以保存阳气，增强抵抗力。怎样掌握"春捂"的最佳时机呢？一般在冷空气到前的 24 ~ 48 小时即要加衣。怎样的温度可以不捂呢？科学研究表明，气温在 15℃为捂与不捂的临界温度，持续且相对稳定在 15℃以上时，可以考虑不捂，而当日夜温差大于 8℃时则是捂的信号。

（三）衣着宽松

春季着装衣裤宜青色，不宜过紧。现在一些年轻女孩为追求曲线美而过早卸去厚重的冬衣，穿起紧身衣裤，其实很不利于健康。其原因在于：女性的阴道常分泌一种酸性液体，使外阴保持湿润，有防止细菌侵入和杀灭细菌的作用。若裤子穿得过紧，不利于阴部湿气蒸发。长时间过热过湿的环境，为细菌繁殖创造了有利条件，容易引起炎症。

四、春季运动

《素问·四气调神大论》指出："春三月……广步于庭，被发缓形，以使志生。"意谓春天人们应当披散着头发、舒展着形体，在庭院中信步漫行，可使智慧、灵感生发不息。这些都是古人春天养生的宝贵经验，很值得现代人学习。春季运动应该根据每个人不同的体质状态，制订不同的运动方案，采用适宜的运动强度。总的原则是多进行户外活动，多接触大自然，以呼吸自然的清新空气，陶冶心境，舒缓筋骨，吐故纳新。具体可以多进行以下运动：

（一）伸伸懒腰

晨起伸懒腰是春季较佳的健身方式，之所以提倡晨起伸懒腰，是因为经过一夜睡眠后，人体松软懈怠，气血周流缓慢，故方醒之时总觉懒散而无力，此时若四肢舒展，伸腰展腹，全身肌肉用力，并配以深吸深呼，则有吐故纳新、行气活血、通畅经络关节、振奋精神的作用，可以解乏、醒神、增气力、活肢节。

（二）踏青郊游

春光明媚、草木吐绿，正值一年当中踏青的好时节。外出郊游踏青不仅能亲近自然、放松身心，还能强身健体，赶走春困。踏青郊游这项古老的运动对于每个人来说都很适合，而且运动负荷强度完全可以根据个人的情况来制订，时间长短也顺其自然。

（三）放飞风筝

"糊成纸鸢一线牵，凭借春风上青天。"春天来了，和风阵阵，选择放飞风筝可以放飞心情的运动，回归大自然，以达到强身健体的目的。在放风筝过程中，可以呼吸新鲜空气，在不知不觉之中也锻炼了人体的手、肘、臂、腰、腿等多个部位。此外，放风筝时极目远眺，可以有效调节眼部的肌肉，消除眼睛的疲劳，保护和增加视力，对于学习期间的青少年来说也是个不错的选择。但在放飞风筝时，需要注意头颈部不要长时间后仰。

（四）庭院散步

散步或者快走是一种轻松有益的养生保健方法，可以很快消除疲劳。由于腹部肌肉收缩，呼吸均匀乃至加深，可以加速血液循环，增强胃肠道的消化功能。春季散步，气候宜人，万物生发，更有助于健康。散步要不拘形式，量力而行，切勿过度劳累。

五、情志调养

春属木，应肝，肝脏与春季相应。肝主疏泄，在志为怒，恶抑郁而喜条达。若肝脏功能失常，适应不了春季气候的变化，就会在以后出现一系列病症，特别是精神疾病，以及肝病患者易在春夏之季发病。故在情志养生方面，切勿暴怒，更忌忧郁，要加强精神修养，用积极向上的态度对待任何事物，对于自然界万物要做到"生而勿杀、予而勿夺、赏而不罚"，培养热爱大自然的良好品质。做到心胸开阔，乐观向上，保持恬静、愉悦的好心态，以明朗的心境迎接明媚的春光是有利于肝脏养生的。

具体来说，可以经常在春光明媚的日子里，踏青问柳，登山赏花，临溪戏水，行歌舞风，感受鸟语花香，陶冶性情，力使自己的精神与春季的大自然相适应，以利春阳的升发，肝气之条达。

六、节气养生

春三月，从立春之日起到立夏之日止，历经立春、雨水、惊蛰、春分、清明、谷雨六个节气，而春分为季节气候的转变环节。春天气候变化多样，春季紧接着寒冷的冬季，经过六个节气的渐变流转，迎来了炎热的夏季。立春气候特征：白昼逐渐变长，气温回暖，人体血液代谢旺盛。雨水气候特征：降水增多，气温回升快容易导致春困。惊蛰气候特征：天气回暖，雨水增多，气候变化大。

春分气候特征：昼夜平分，气候温暖潮湿，关节炎进入多发期。清明气候特征：气温回暖，阳气升腾，高血压进入多发期。谷雨气候特征：气候以晴暖为主，早晚时冷时热，易发生神经痛。因春季不同节气有不同气候特点，其养生亦各具特点，以下从饮食、起居、运动几方面进行讨论。

（一）立春养生

1. 饮食调理 立春是二十四节气之首，标志着寒冷的冬天即将过去，温暖的春天已经到来。所以立春饮食要考虑春季阳气初生的特点，宜吃"升发"的食物，适合多吃一些具有辛甘发散性的食物，且要少吃具有酸收作用的食物，因为酸味入肝，具收敛之性，不利于阳气的升发和肝气的疏泄。立春也是各种致病细菌、病毒生长繁殖的时节，在饮食上要特别注意卫生。

明代宦官史家刘若愚的《明宫史·饮食好尚》记载："立春之时，无贵贱皆嚼萝卜，名曰'咬春'。"所以，立春时宜多食白萝卜。生食、熟食均可。中医学认为该品味辛甘，性凉，入肺、胃经，为食疗佳品，可以治疗或辅助治疗多种疾病，《本草纲目》称之为"蔬中最有利者"。此外，具有发散性的蔬菜还有油菜、韭菜、洋葱、芥菜、辣椒、生姜、葱、大蒜、茼蒿、大头菜、茴香、白菜、洋白菜、芹菜、菠菜、荠菜、茴香菜、黄花菜、蕨菜、茭白、竹笋、黄瓜、冬瓜、南瓜、丝瓜、茄子。

2. 起居养生 立春虽不像冬腊月"三九""四九"酷冷，但若过早减下棉衣，人体防御功能会受到侵袭，导致流行性感冒、肺炎等呼吸道疾病的发生。

早春容易使人忽视双脚的保暖和保干。不宜过早穿上单鞋，易受春寒与地湿之气的侵袭，不知不觉间会感到酸胀不适，下肢乏力、沉重。清代养生家曹庭栋在《老老恒言》中说："春冻半泮，下体宁过于暖，上体无妨略减，所以养阳之生气。"

3. 运动养生 立春宜散步。此节气正是万木争荣的季节，日出与日落之时是散步的大好时光。立春散步应以个人体力而确定速度快慢，应以劳而不倦，见微汗为度。老年人以缓步为好，对于中青年来说，可以快步行走。散步可以振奋精神，兴奋大脑，使下肢矫健有力。

（二）雨水养生

1. 饮食调理 雨水时多雨又多风，气候转暖，然而常会出现皮肤、口舌干燥、嘴唇干裂等情况，故应多吃新鲜蔬菜、多汁水果以补充人体水分。雨水时节宜食粥，孙思邈在《千金月令》中提道"正月宜食粥"，这是因为粥是易消化的食物，配合一些药物而成的药粥，对身体很有滋补作用，并且雨水时节肝旺脾胃虚弱，宜采用食粥的方法滋补脾胃。其中，枸杞粥与红枣粥较适宜。适量枸杞与粳米同煮成粥，早晚适量食用，可以补肝肾、养阴血。取红枣、粳米同煮为红枣粥，早晚温热服用，可以养血安神，久病体虚、脾胃功能虚弱者经常服用对身体大有好处。

2. 起居养生　"雨水有雨百日阴"，雨水节气的含义是气候转暖，春雨渐增。然而，此时天气依然变化无常，温差变化大，防寒保暖仍是此节气的保健原则，应继续进行"春捂"。尤其是老年人要特别注意下半身的保暖。

3. 运动养生　雨水时节宜放风筝。春季到室外放风筝，可以呼吸新鲜空气，清醒头脑，促进新陈代谢。放风筝时，人不停地跑动、牵线、控制，可以促进手、眼的配合和四肢的活动。对于老年人来说，放风筝时要注意保护颈部，不要后仰的时间过长，可仰视和平视相交替。

（三）惊蛰养生

1. 饮食调理　惊蛰后的天气明显变暖，各种微生物开始大量生长繁殖，人们需要饮食调养来增强体质，以抵御病菌或病毒的侵袭。惊蛰时分也是传染病多发的日子，要预防季节性传染病的发生，应多吃清淡的食物，如糯米、芝麻、蜂蜜、乳品、豆腐、鱼、蔬菜、甘蔗等。

惊蛰时分尤其宜多食维生素 C 含量丰富的食物，以提高人体的抗病能力，如水萝卜、辣椒、甜椒、苦瓜、蒜苗、西兰花、芥菜、菠菜、萝卜缨、芦笋、桂圆、荔枝、木瓜等。

2. 起居养生　惊蛰时节，天气变暖，人们的室外活动开始增多，经常受到太阳的照射，使得尚未适应阳光照射的皮肤在紫外线的作用下受到损害。所以，最好不要长时间暴露在阳光下，户外活动应先涂上防晒油、润肤剂。

惊蛰之时可以多重视居室庭院绿化，植物的青绿色能吸收阳光中对眼睛有害的紫外线。家庭绿化的重点在阳台，可以在阳台上种植花卉，室内可以摆放盆景。

3. 运动养生　惊蛰钓鱼好时光。惊蛰前后各地天气开始渐渐转暖，并渐有春雷出现，冬眠的动物开始苏醒，鱼儿也不例外，此时正是钓鱼好时光。春天钓鱼，沐浴在阳光下，鸟语花香，呼吸新鲜空气，可以陶冶情操，修身养性，也缓解了现代人的生活、工作压力。

（四）春分养生

1. 饮食调理 春分节气平分了昼夜、寒暑，因此注意保持人体的阴阳平衡状态是春分养生的一条重要法则。在此节气的饮食调养，应当根据自己的实际情况选择能够保持机体功能协调平衡的膳食，禁忌偏热、偏寒、偏升散、偏寒降的饮食误区。

春分饮食调养做到两点：第一，注意食物阴阳互补。如吃寒性食物，则佐以温热之品；如服益阳之品，则配以滋阴之物，以达阴阳平衡。比如在烹调鱼虾等寒性食物时，必佐以葱、姜、酒、醋等温性调料。第二，宜多吃春芽食物，包括香椿芽、春韭、柳芽、马兰头、鲜荠菜等。这些只有在春天才能享用的食物，正好能切合人体春季对营养的特殊需要，弥补春季饮食中诸多的缺损和不足。

2. 起居养生 春分时节，暖湿气流活跃，阴雨天气也较多，将居室安排的舒适有序，对身心的健康很有益处。比如将客厅布置得温和舒畅，同室外的阴雨天气形成反差，又同风和日丽的天气相和谐，能让人不管在什么样的天气下都心情愉悦。

春分时节宜一天三次晒太阳。日出时，面向东方，做深呼吸，让阳光从口鼻及皮肤上的毛孔进入人体；正午时分，阳气最浓，可站于院中，做深呼吸，让阳气从口鼻及头顶百会穴进入人体；傍晚日落前，走到户外，面对夕阳做深呼吸，让夕阳的日光进入人体。

3. 运动养生 俗话说："春困秋乏"，特别是在春日的下午，人们工作学习的时间长了就会感到特别疲乏。此时，伸伸懒腰，马上就会觉得全身舒展，精神爽快。伸懒腰时，可使人胸腔内的心、肺等器官得到充分运动，使更多的氧气输送到各个组织器官，同时，能将更多含氧的血液供给大脑。伸懒腰是最简单有效的养生运动，动作简单，功效显著。人们应该养成伸懒腰的好习惯。

（五）清明养生

1. 饮食调理 清明正是冷空气与暖空气交替相遇之际，亦日渐趋暖，天气一会阳光灿烂，一会阴雨绵绵。所谓"清明时节雨纷纷"，正是表达此节气多雨、潮湿的特点，所以人们常感湿困、四肢麻痹。此节气中过敏性疾病易复发。所以清明不宜过食"发"的食物，如笋、鸡。鲜笋味道鲜美，但它性寒、滑利耗气，气虚之人食之气虚加重；鸡甘温能动风助肝火，而春季正是肝阳上升的季节，多食鸡易助肝火，引起肝木偏亢，易导致慢性肝炎及高血压等病的复发。可多食柔肝养肺的食物，如益肝和中的荠菜，利五脏、通血脉的菠菜，健脾补肺的山药，益阴、可滋水涵木的淡菜。

清明时节的茶香高味醇，是一年之中的佳品。清明时节饮用一些茶，不失为健康养生之道。其中，绿茶不仅能抵御自由基的侵害，它所含的儿茶素还可以预防多种口腔疾病，坚固牙齿。

2. 起居养生　清明时节湿气非常重，起居上要避湿气。做到以下三点：①阴雨天、湿气大时不要常开窗，但最好仍进行通风。注意室内的抽风和抽湿。②不要久居潮湿之地，也不要到外面潮湿的地方劳作。③要多外出晒太阳，适当运动。

3. 运动养生　清明时节可适当登山。俗话说："人老脚先衰。"脚是人体之根，经常登山可以增强下肢力量，改善关节功能，预防静脉曲张、骨质疏松及肌肉萎缩等疾病。但是要注意有些人群不适合登山，比如冠心病患者，登山时体力的消耗，血液循环加快，易诱发心绞痛、心肌梗死，关节炎及骨质疏松患者亦不适宜登山。

（六）谷雨养生

1. 饮食调理　谷雨已是暮春时节，夏日渐迫近，雨亦多湿亦重，上蒸下湿。湿气与热邪相结合，最容易使人体出现暑邪夹湿之证。风寒湿痹之人忌食柿子、柿饼、西瓜、芹菜、生黄瓜、螃蟹、田螺、蚌肉、海带等生冷性凉的食物；热痹患者忌食胡椒、肉桂、辣椒、花椒、生姜、葱白、白酒等温热助火之品。

谷雨时节宜吃富含维生素 B 族的食物，多吃含维生素 B 族的食物对改善抑郁症状有明显效果。如小麦胚粉、荞麦粉、大麦、小米、黄豆、葵花子、黑芝麻、瘦肉等。

谷雨时节夏季未到，早晚偏凉，人们不要过早食用冷饮。冷饮营养价值不高，尤其对于孩子，不利于其身体发育。

2. 起居养生 谷雨时节随着气候的逐渐变暖，调整好睡眠，对整个春季的养生极为重要。此时节人的作息应与日起日落相吻合，人们应该做到晚睡早起，在春光中舒展四肢，呼吸新鲜空气，以顺应春阳萌生的自然规律。且睡前要重点调摄心神，在睡前半小时应使情绪平稳，心思宁静，摒弃一切杂念，还可在睡前按摩面部和搓脚心，促进血液循环。

3. 运动养生 谷雨时节可选择骑自行车这种有氧运动来保健。可以充分利用春天的优势，挑个风和日丽的时间，与朋友或家人骑自行车郊游。骑自行车是一种很好的有氧运动，可以采用中等速度，同时规律呼吸。进行此运动不仅可呼吸春天的新鲜空气，还能提高双腿的肌力。

第三节　夏季养生

夏季是春季到秋季的过渡季节，农历为 4~6 月，公历为 6~8 月。从立夏之日起到立秋之日止，其间包括了立夏、小满、芒种、夏至、小暑、大暑六个节气。以五行论，又可细分为夏和长夏，分属五行中的火和湿，是天气下降、地气上升，天地之气相交，阳气旺盛和自然界万物繁茂的季节。

《素问·四气调神大论》曰："夏三月，此谓蕃秀，天地气交，万物华实，夜卧早起，无厌于日，使志无怒，使华英成秀，使气得泄，若所爱在外，此夏气之应，养长之道也。"时至炎夏，自然界阳气最盛，阳气下济，地热上蒸，天地之气充分交合，是自然界万物生长最茂盛、最华美的季节。因此，夏天养生要顺应夏季阳盛于外的特点，注意养护阳气，着眼于一个"长"字。

一、夏季特性

夏季的气候特点是阳气最旺，气候炎热，热中夹湿，万物茂盛。夏季属心火，火旺。暑为盛夏的主气，人们把气温高于 30℃ 以上的天气称为暑天，一年四季唯有夏季才有暑天。中医学认为暑为阳邪，易耗气伤津。暑邪侵入人体后，人体腠理大开，大量出汗可使人体内的水和盐大量排出，导致体液急剧减少，表现为口干舌燥、口渴思饮、小便赤黄、大便秘结。湿也是盛夏的主气。盛夏时期，我国大部分地区，尤其是南方，气候闷热，阴雨连绵，空气中湿度很大。当温度低时，潮湿加强了对热的传导作用，使人体热量很快散失，人更容易受到寒冷的侵袭；当温度高时，由于相对湿度较大，人体汗液不易排出，出汗后又不易被蒸发，使人常常感到烦躁不安，食欲不振，极易发生胃肠炎、痢疾等疾病。

二、夏季饮食

（一）少苦多辛

少吃苦味食品是避免心气过旺，多食辛味食品是助肺以防心火所克。但夏天人们实际上经常食用苦瓜，苦瓜能清热解暑，泻火生津，对人体的味蕾有刺激作用。苦瓜经过炮制，变成了苦甘味，苦甘化阴，具有开胃作用，不像中药黄连、黄柏重苦味。中医学强调春夏养阳，如果食用过多具有苦寒作用的食物会伤及人体的阳气，特别是胃肠功能不好、脾胃虚弱的人更应注意。夏季饮食多辛，这里的"辛"，不是指辣味，而是指香味，芳香食品，如藿香、佩兰、薄荷等，夏天煨汤中加入这些食品，可刺激食欲，防止伤食。五行学说认为，夏时心火当令，心火过旺则克肺金，故《金匮要略》有"夏不食心"之说。苦味之物以能助心气而制肺气，故孙思邈主张"夏七十二日，省苦增辛，以养肺气"。

（二）清淡饮食

夏季人们的食欲有所降低，通俗称为"苦夏"，幼儿与老年人更是如此。《素问·金匮真言论》指出："仲夏善病胸胁，长夏善病洞泄寒中。"三伏时节，天气闷热，阴雨不断，空气中湿度较重，人体出汗较多，这就增加了脾胃的负担。脾性喜燥而恶湿，一旦脾阳为湿邪所遏，超出了脾胃的适应能力，就会产生食欲不振、大便稀溏、脘腹胀满、四肢不温等寒中洞泄一类的疾病。所以夏季应吃清淡易消化的食物，以温食为主，少吃多餐，少吃油腻或煎炸的食品。

（三）清热解暑

夏季宜多食西瓜、黄瓜、冬瓜、绿豆等。绿豆粥应是每个家庭必备之品，它有清热祛暑解毒的功效，可长期食用。夏季饮食尽量避免羊肉、狗肉等温性食物。

（四）忌食生冷

夏季天气炎热，但也不要过多地喝冷饮或多食冰淇淋之类的食品。因为冷饮会刺激胃肠道黏膜，影响血液循环，使胃肠蠕动减弱，甚至痉挛，影响食欲。《颐身集》提道："夏季心旺肾衰，虽大热不宜吃冷淘冰雪、蜜水、凉粉、冷粥。饱腹受寒，必起霍乱。"心主表，肾主里，心旺肾衰，即外热内寒之意，故冷食不宜多吃，少则犹可，贪多定会寒伤脾胃，令人吐泻。

（五）补充养分

因为夏季代谢旺盛，营养消耗大、流失多。其中，蛋白质的摄入量要充足，最好吃些含蛋白质含量较高的食物，如鸡、鱼、蛋、奶及豆制品等。当然新鲜蔬菜、水果更是不可缺少的，如苦瓜、冬瓜、丝瓜、西瓜、苹果等。这些食物有清热祛暑、健脾益肺等功效，可补充因过度消耗而致维生素缺乏。此外，夏天因出汗多，身体失去大量的水和盐分，这样会导致血液浓缩，影响血液循环，特别是高血压、脑血管硬化的老年患者易形成血栓。因此，应注意少量多次饮水，不能等到口渴时再喝水。

三、夏季起居

（一）晚睡早起

夏季作息宜晚睡早起，以顺应自然界阳盛阴虚的变化。《内经》曰："夏三月……夜卧早起，无厌于日。"意思是，夏季人们每天要早点起床，以顺应阳气的充盈与盛实，要晚些入睡，以顺应阴气的不足。夏季多阳光，不要厌恶日长天热，仍要适当活动，以适应夏季的养长之气。

（二）适当午休

夏季由于晚睡早起，相对睡眠不足，所以在经过一上午的学习和工作后，可能有疲劳之感，午休对睡眠的补偿就非常重要。尤其是老年人，有睡眠不实、易醒的特点，早晨起得又早，到了中午就会打瞌睡，更需要中午休息。此外，由于白天气温较高，汗出较多，体力消耗较大，再加上正午时分，烈日当空，人体血管扩张，使血液大量集中于体表，从而引起体内血液分配不平衡，脑部供血量减少，因而时常感到精神不振，有昏昏欲睡之感。午睡过后，人体疲劳消除，精神焕发，可更好地适应下午的工作和劳动。午间入睡最能养阳，但午睡的时间不宜太长，最好在 1 小时以内。因为白天睡眠时间过长会抑制大脑，反而让人感觉不舒服。

（三）忌露贪凉

《摄生消息论》指出："不得于星月下露卧，兼使睡着，使人扇风取凉。"《养老奉亲书》亦指出："夏月天暑地热，若檐下过道，穿隙破窗，皆不可乘凉，以防贼风中人。"夏季切记不能在楼道、屋檐下或通风口的阴凉处久坐、久卧、久睡。更不宜久用电风扇，因夏令暑热外蒸，汗液大泄，毛孔大开，易受风寒侵袭，时间过久可能会引起头痛、腰肌劳损、面部麻痹或肌肉酸痛等。

夏季注意预防"冷气病"发生。"冷气病"的症状：轻者头痛、腰痛、关节痛、面部神经痛，易患感冒或肠胃病等；重者易患心血管病或皮肤病。预防"冷气病"发生的办法：冷气室温度不应低于25℃，室内外温差不宜过大，一般不超过5℃为宜，冷气室要经常通风。患有冠心病、高血压、动脉硬化以及关节炎的人，不宜在冷气环境中工作和生活。长夏时节，居室和办公室一定要通风、防潮、隔热，以减少湿邪对人体的侵袭。

夏季不宜久洗冷水澡，老年人久洗冷水澡或在冷水中久泡，体温会骤然下降，容易受寒，出现关节疼痛、肢体麻木等。

夏季应注意防暑，夏季暑热湿盛，宜防暴晒，宜降室温，居室应尽量做到通风凉爽，早上开窗，十点前关闭，防止室外热气入侵。此外，家中还应适当备些防暑药物，如藿香正气水、清凉油、人丹、风油精等。

（四）薄棉衣着

夏季暑热之邪当道，皮肤腠理疏松，汗液排泄，要少穿薄棉衣物。但气温接近或超过35℃时，穿衣太少，皮肤非但不能散热，还会从外界环境中吸收热量，让人感觉更热。注意选择衣料，尤其是薄棉布、丝绸、真丝等最好；少穿紧身衣，以利身体内排出的汗气散发；要勤于换衣，防止汗液浸湿，滋生细菌。衣服的颜色多选择浅色系列，以减少对日光热量的吸收。

四、夏季运动

夏季气温高、湿度大，人体出汗多、易疲劳，最好在清晨或傍晚较凉爽时进行锻炼，场地宜选择公园、庭院等空气清新处，以散步、慢跑、气功等强度较低的项目为宜。夏季不宜做过分剧烈的运动，可致大汗淋漓。汗出太多，不仅伤阴，还损阳气。夏季适宜的运动有以下四项。

（一）游泳运动

在炎热的夏季，游泳是一种休闲、消暑、健身的运动，可以减肥、降低胆固醇、增强心血管功能等。户外游泳，室外的空气好，出水以后有利于刺激皮肤，促进肌肉血管收缩。同时，室外阳光照射，有利于促进身体吸收维生素 D，对皮肤的健康很有好处。但在游泳之前一定要做好准备热身活动，因为夏季天气炎热，水温、体温、气温相差很大，骤然入水，毛孔迅速收缩，刺激感觉神经，轻则引起肢体抽筋，重则引起反射性心跳骤停、休克，很容易造成溺水死亡。准备活动可以通过跳跃、慢跑等形式使身体发热，其目的是使身体内各个器官进入活动状态。同时，可以做徒手操使身体各关节、韧带及身体肌肉做好充分的准备，以防受伤。入水前可用手试试水温，再用水拍打身体，以适应水温，然后下水。入水后不宜马上快速游泳，应在浅水区适应一段时间后，再逐渐加速。游泳时间最好控制在 1 小时，即使体力允许，也应在 1 个小时左右上岸休息，并补充一些水分。同时，夏季也是溺水事件的高发季节，在休闲游玩的同时，还应注意安全卫生，谨防意外事故的发生。

（二）室内瑜伽

瑜伽是夏日健身的较佳选择，人体在夏天的柔韧性高，肌肉不易拉伤、扭伤，是练习瑜伽的良好时机。练瑜伽最好是饭后两三个小时后再练，或者练完半个小时后再吃饭。练习的前后半小时内不要洗澡。夏天人体气血比较畅通，这个时候练习瑜伽，可使充分舒展后的身体变得更加畅快、舒适。在做瑜伽的同时，搭配相对清淡的饮食，还会使腹上松弛的肚腩、腰部的赘肉变得更加紧实、有形。此外，通过瑜伽的呼吸和冥想，还能缓解焦虑。

（三）夜晚健走

"芒种夏至天，走路要人牵。"说的是夏天人们的通病——懒散。因为夏季气温升高，湿度增加，体内汗液不易通畅发散，热蒸湿动，湿热弥散。所以，暑热令人多感到四肢困倦，萎靡不振。根据季节特征，在夏日凉爽的夜晚进行健走活动能够发散体内湿热，宣畅气机，使身体保持轻松、愉悦，是一种非常有益的运动。

夜间健走是一种速度介于跑步和散步之间的运动方式，尤其适合中老年人参与。健步走运动量适中，技术要求低，没有器械的限制，而且锻炼效果好。健走对身体健康有很多益处，除了能够强筋健骨、治疗颈椎病、调节心情、提高睡眠质量外，还能降低血压和血液黏稠度，强健心肌，减少血栓等心脑血管疾病的发生。

（四）室内打球

夏季是一年中阳光照射最为强烈的时候，所以夏季运动首先要避免阳光的直射，运动地点尽量选择在室内。可以选择室内球类运动，如乒乓球、室内羽毛球、室内篮球等。

五、养心安神

夏属火，内应于心。暑热当令，心火易被引动而亢盛。暑热易于迫汗外泄，汗为心之液，故易伤心气心阴。《素问·四气调神大论》指出夏季要"使志无怒，使华英成秀，使气得泄……此夏气之应，养长之道也"。盛夏酷暑蒸灼，人容易烦躁不安，生气易怒。所以首先要使自己的心情平静下来，切忌烦躁不能自制，因躁生热，从而心火内生。要使心情像清澈平静的湖水一样，正如古人所说要"静养勿躁"，这样才能避免因情志诱发疾病。如夏季情绪要有节制，以利于气机的宣畅，切忌急躁发怒，以免伤及心神。

夏季气温过高本来就容易使人精神紧张，心理、情绪波动起伏，加上高温使机体的免疫功能下降，患者很可能出现心肌缺血、心律失常、血压升高的情况，即使是健康人，也可能出现情绪暴躁等现象。所以养心也是防止情绪起伏，甚至预防疾病发生的好办法。

夏季养心，不妨在夏天最凉爽的清晨起来，到住所附近的林荫之处散散步，让身体微微出汗，能颐养心神，有助于体内阳气的升发，推动血液循环，增强新陈代谢功能。很多人都知道"闭目养神"，其实也是在养心。午睡的时候，如果能在一开始练习转眼球，不但能改善午睡质量，还能有效缓解视疲劳，进而提高下午的工作效率。具体的方法：双目从左向右转9次，再从右向左转9次，然后紧闭片刻，再迅速睁开眼睛。夏季养心还可以采取晚归梳"五经"法，晚上回家之后"梳梳头"，用五指分别点按人头部中间的督脉、两旁的膀胱经、胆经，左右相加，共5条经脉。回家稍作休息后，梳3～5次，每次不少于3～5分钟，晚上睡前最好再做3次，可疏通经络，调节神经功能，增强分泌活动，改善血液循环，促进新陈代谢。

六、节气养生

夏季是春季到秋季的过渡季节，农历为4～6月，公历为6～8月。从立夏之日起到立秋之日止，其间包括了立夏、小满、芒种、夏至、小暑、大暑六个节气。立夏气候特征：连续五天日均气温达22℃以上标志着夏季到来。小满气候特征：气温明显升高，气候潮湿容易发生皮肤病。芒种气候特征：天气湿热，是一年中人最懒散的时候。夏至气候特征：天气炎热，人体阳气最旺，适合治疗冬季疾病。小暑气候特征：热浪袭人，时有暴雨光顾，消化道疾病多发。大暑气候特征：酷热多雨，容易中暑，暑热夹湿常使人食欲不振。因夏季不同节气有不同气候特点，其养生亦各具特点，以下从饮食、起居、运动几方面进行讨论。

（一）立夏养生

1. 饮食调理　立夏表示告别春天，是夏天的开始，气温逐渐升高。此时，宜吃具有祛暑益气、生津止渴、养阴清热作用的食物和性凉多汁的新鲜果蔬，宜适当饮水和清凉饮料。少吃油腻、煎炸、辛辣香燥等难以消化的食物，否则易造成身体内外皆热，而出现痤疮、口腔溃疡、便秘等症状。

2. 起居养生　立夏宜晚睡早起，午休补觉。夏季昼长夜短，人们起得早，而晚上睡得比较晚，容易造成睡眠不足，需要适当的午休时间。午休时间不宜过长，一般以 0.5 ~ 1 个小时为宜。

3. 运动养生 立夏时节气温开始回升，应该去户外参加运动，此时宜进行耐热锻炼，即每天抽出 1 小时左右进行室外活动，可根据天气情况，选择气温在 25℃ 左右、湿度在 70% 以下的环境，进行散步、跑步、体操、拳术等锻炼项目，每次锻炼都要达到发汗的目的，以提高机体的散热功能。但当温度高于 28℃、湿度高于 75% 时，要减轻运动量，以防中暑。

（二）小满养生

1. 饮食调理 小满以后，气温逐渐升高，而且趋于闷热潮湿，人的饮食量较其他季节减少，人体水分流失多。因此，此节气饮食要注意两点：一是多补充水分，每天保证摄入 8 ~ 10 杯水，体内水分多了，才能降低血液黏稠度，稀释血液，减少心血管疾病的发生。二是饮食宜清淡，少食用油腻肥甘的食物，多食水果和蔬菜，既能补充水分，又能满足人体对维生素、矿物质的需要。

2. 起居养生 小满是阳气最为旺盛的节气之一，天气渐趋炎热、多雨潮湿。如果此节气起居不当，湿邪侵犯人体，必将引发风疹、风湿症、汗斑、湿疹、脚气等。所以小满时节起居要做好防湿工作。一是尽量不要被雨淋，尽量避开潮湿的环境，以免外感时邪而引发不适。二是穿着衣物应透气性好，以纯棉质地和浅色衣服为好，并勤换洗衣服，保持衣服干燥清洁，这样既可防止吸热过多，又可透气，也可避免湿气郁积。

3. 运动养生 此节气锻炼应当顺应自然规律，宜在清晨、傍晚锻炼，尤其要避开 11 ~ 16 点天气炎热的时段，以减少外界高温对机体的损害。锻炼项目以散步、慢跑、打太极等为宜，不宜做过于激烈的运动，因为剧烈的运动可致大汗淋漓，不但伤阴，也伤阳气。室外锻炼时还应适当采取防晒、遮阳措施，穿着白色或浅色、透气性好、质地柔软及宽松、整洁的运动服。

（三）芒种养生

1. 饮食调理 芒种时节天气异常炎热，历代养生家都认为夏三月饮食宜清补，以健脾养心、祛暑益气、生津止渴。芒种饮食宜清补，多食蔬菜、豆类。蔬菜、豆类能为人体提供糖类、蛋白质、脂肪和矿物质等营养素及大量的维生素。芒种清补不只是说要少油腻和肉食，还要饮食勿过咸、过甜。饮食过咸，体内钠离子过剩，易使血压升高；饮食过甜，不仅会因产生饱腹感而影响正常进餐及牙齿健康，还可能导致高脂血症，严重者还可能引发糖尿病。

芒种时节水果相继上市，水果含有丰富的维生素、水分和矿物质，但是此时食用水果应根据体质挑选。体质偏寒的人要多吃温热性的水果；体质偏热的人要多吃寒凉性的水果。如寒性体质的人不应吃猕猴桃、香蕉、甜瓜这些寒性水果，应多吃荔枝、樱桃、芒果等温热性水果；热性体质的人不应多吃芒果、木瓜、菠萝等热性水果，应多吃西瓜、火龙果、椰子等；体质平和的人宜多吃葡萄、苹果、梨子、橙子、橄榄、白果、李子等平和类水果。

2. 起居养生　进入芒种时节以后，天气越来越热，许多人几乎每天都会以空调为伴，享受空调所带来的舒适感，但是时间一长，空调会带来很多负面影响，引发多种空调病，出现头痛、身体酸懒、倦怠无力、小便黄赤等症状。所以，芒种时节要谨防空调病，且需经常通风换气。人体需要足够的新鲜空气，因此，即使使用空调，也应该每2个小时通风换气一次，以保持室内空气新鲜。在使用空调时，更应温度控制得当。一般室内控制在24～27℃为好，且室内外温差最好不要超过8℃。此外，还要及时增减衣服。长时间在空调室内生活、工作的人，应适当增添衣服，并在腰、膝盖、背等处盖一块浴巾；同时，应隔一段时间站起来活动，以增进末梢的血液循环。

3. 运动养生　芒种晨练时间要适当。夏季日长夜短，很多有晨练习惯的人都是天一亮就出门锻炼。实际上，早晨太阳出来之前，空气中的二氧化碳浓度较高，难以呼吸到新鲜空气，所以习惯晨练的人可以起得比冬天稍早一点，但不能太早，以免影响正常睡眠时间。

此节气也是人们外出旅游的好选择，旅游的目的地应是海滨和山区。海滨和山区气温相对较低，且海滨与山区的环境宜人、空气清新。

（四）夏至养生

1. 饮食调理　夏至，一年中最热的时候即将到来。夏至是多汗的季节，出汗多，则盐分损失也多。心脏搏动易出现异常。所以，中医学认为此节气宜多食酸味以固表、多食咸味以补心。

从阴阳学角度看，夏日伏阴在内，饮食不可过寒，《颐身集》中提道："夏季心旺肾衰，虽大热不宜吃冷淘冰雪、蜜水、凉粉、冷粥。饱腹受寒，必起霍乱。"心旺肾衰，即外热内寒，故冷饮不宜多食，少则尤可，贪多定会寒伤脾胃，令人吐泻。如西瓜、绿豆汤、乌梅小豆汤，虽为解渴消暑之佳品，但不宜冰镇食用。

2. 起居养生 夏至时节，由于气温高，人体通过大量排汗来散热，导致体内水分大量流失，所以在饮食上及时补充水分的同时，在起居上也要做到以下两点：一是尽量避开在高温酷暑的午间外出，采取适当方式降温散热。二是每日温水洗澡是值得提倡的保健措施。温水澡可以洗掉汗水、污垢，使皮肤清洁凉爽，还可消暑防病。

3. 运动养生 游泳是夏季最好的运动，游泳时水的浮力使全身关节不受身体重力的影响，处于完全放松的状态。因此，游泳对肩关节、膝关节大有裨益。此外，游泳还被誉为"血管体操"，它可以加快血液循环，防治心血管疾病的发生。

（五）小暑养生

1. 饮食调理 小暑是消化道疾病的多发季节，在饮食调养上要改变饮食不节、饮食不洁、饮食偏嗜的不良习惯。首先，饮食要以适量为宜。过饥会导致气血不足，正气虚弱，抵抗力下降，继发其他病症；过饱，会导致食物阻滞，出现脘腹胀满、嗳腐反酸、厌食、吐泻等食伤脾胃之病。其次，饮食不洁是引起多种胃肠道疾病的元凶，如痢疾、寄生虫病等。所以，饮食要注意清洁。最后，饮食偏嗜是造成营养不良的原因之一，只有饮食调节适当，才能保证人体所需的营养物质。所以，饮食不可有过寒过热之偏，亦不可有五味之偏。

2. 起居养生 进入小暑时节后，应合理安排作息时间，晚睡早起，中午多休息，尽量避免高温外出，避免长时间在太阳下暴晒，避免在闷热的环境下学习和工作。

由于天气炎热，很多人喜欢露宿室外，这种习惯对人体健康非常不利。因为当人体入睡以后，身上的汗腺仍会不断向外分泌汗液，整个机体处于放松状态，抵抗力下降。加之后半夜气温下降，风也会更凉，此时人体极易遭受风邪的侵袭，可引发发热伤风、面瘫、关节痛、肩周炎、腹痛、腹泻等疾病。

3. 运动养生 古人说"冬练三九，夏练三伏"，这是古代养生修炼的经验总结。人体本身有适应不同环境的能力，不要因为天气热就躲在空调房里不出门，那样会使机体的适应能力下降，更易患病。所以，即使在炎热的夏季也应该坚持锻炼，以提高机体适应环境的能力，但运动量不宜过大、运动时间不宜过长，并应避开高温时段，或选择一些可在室内完成的运动，如游泳、瑜伽、健身操等。这样做既可以达到锻炼的目的，又可以丰富盛夏生活，愉悦心情，减少烦躁。

（六）大暑养生

1. 饮食调理 大暑是一年中最热的节气，比小暑还要热。而苦味食品中所含的生物碱具有消暑清热、促进血液循环、舒张血管等作用。此节气适当吃些苦味食品，不仅能清心除烦、醒脑提神，还能增进食欲、健脾利胃。如苦瓜中含蛋白质、脂肪、糖类、维生素 C、钙、铁，从中医学角度看具有清热消暑、养血益气、补肾健脾、滋肝明目的功效。

大暑气候炎热，易伤津耗气，因此常可选用药粥滋补身体。药粥对老年人、儿童、脾胃功能虚弱者都是适宜的。古人有云："世间第一补人之物乃粥也。"

2. 起居养生 大暑时节，天气异常炎热，酷暑难当。人们常常喜欢屋外纳凉休息，或当劳动、运动出汗后立刻用凉水洗澡，有的则大量喝冷饮，时间一久，会出现恶寒头痛，鼻塞流涕，喉痛咽干，四肢酸痛，肌肤发热而无汗，或伴有呕吐、腹泻等消化道症状，这就是患了伤暑症。所以在暑天，切不能过于贪凉，露宿在外或长时间使用电扇、空调，还要节制大汗之后冷水淋浴。

3. 运动养生 大暑节气，早晨醒来可在床上先做一些保健气功，如浴面摩目、叩齿咽津、鸣天鼓等。早晨可到室外阴凉处进行一些健身活动，但运动量不可过大，以身体微汗为度，最好选择散步或静气功为宜。还可进行下棋、书法、绘画等。

第四节　秋季养生

秋季是夏季到冬季的过渡季节，农历为 7 月立秋到 9 月立冬，公历为 9 ~ 11 月，平均气温为 10 ~ 22℃。从立秋开始，到立冬之日止历经立秋、处暑、白露、秋分、寒露、霜降六个节气，其中的秋分为季节气候的转变环节。《素问·四气调神大论》说："秋三月，此为容平，天气以急，地气以明，早卧早起，与鸡俱兴，使志安宁，以缓秋刑，收敛神气，使秋气平，无外其志，使肺气清，此秋气之应，养收之道也。"时至金秋，自然界阳气渐收，阴气渐长，即"阳消阴长"的过渡阶段，人体的生理活动要适应自然界的变化，故体内的阴阳双方也随之由"长"到"收"改变。因此，秋天养生保健须注意保养内守之阴气，凡饮食起居、精神情志、运动锻炼等都离不开"养收"这一原则。

一、秋季特性

立秋是进入秋季的初始，"秋者阳气始下，故万物收"，说明秋天阳气渐弱，而阴气渐长，万物成熟，到了收获之季。大暑之后，虽秋凉风至，但盛夏余热未消，秋阳肆虐，特别是在立秋前后，很多地区仍处于炎热之中，故素有"秋老虎"之称。暑气初步结束即为处暑，虽说夏天的暑气逐渐消退，但天气还未出现真正意义上的秋凉，此时晴天的炎热亦不亚于暑夏之季。真正的凉爽季节是白露节气的到来，阴气渐重，凌而为露，空气中的水气每到夜晚常在树木花草上凝结成白色的露珠，鸟类也开始做过冬准备，正是鸿雁东南飞，百鸟贮粮备的时节。

如果有"一场秋雨一场寒"的感觉时，那就到秋分时节了，秋分刚好是秋季九十天的中分点，《春秋繁露》中记载："秋分者，阴阳相半也，故昼夜均而寒暑平。"凉爽的秋季，南下的冷空气与逐渐衰减的暖湿空气相遇，产生一次次的降水，气温也一次次下降。"露气寒冷，将凝结也"，气候由热转寒，万物随寒气逐渐萧落，这是热与冷交替的寒露节气。霜降之时乃深秋，这时天气渐冷，开始降霜，离冬季不远了。总之，从气候特点来看，秋季阳消阴长，由热变寒，雨水渐少，天气干燥，昼热夜凉，气候寒热多变；且秋日的自然界会对人体的情感产生很大影响，有人深感秋高气爽、硕果累累，有人却是秋风瑟瑟、寂寥忧愁。

二、秋季饮食

（一）增酸少辛

《素问·脏气法时论》说："肺主秋……肺欲收，急食酸以收之，用酸补之，辛泻之。"可见酸味收敛肺气，辛味发散泻肺，秋天宜收不宜散。秋时肺金当令，肺金太旺则克肝木，故《金匮要略》有"秋不食肺"之说。所以秋季少食辛辣，如辣椒、生姜、葱、蒜等食品，应多食酸味收敛食品，如柚了、柠檬、橘了、山楂、猕猴桃等。

（二）生津补肺

金秋之时，燥气当令。肺在五行属金，故肺气与金秋之气相应。此时燥邪之气易侵犯人体而耗伤肺之阴精，如果饮食调养不当，人体会出现咽干、鼻燥、皮肤干燥等一系列秋燥症状，所以秋时的饮食调养应以滋阴润肺为要。古人云："秋之燥，宜食麻以润燥。"此时，多食芝麻、糯米、粳米、蜂蜜、乳制品等柔润食物，同时增加鸡、鸭、牛肉、猪肝、鱼、虾，也可配以大枣、银耳、百合、山药等中药以增强润肺之功。

秋季是易犯咳嗽的季节，也是慢性支气管炎容易复发或加重的时期，秋季应多食梨、苹果、橄榄、白果、萝卜等生津补肺、清热化痰之品，有助于减少肺燥咳嗽的发生，配合服用生津之中药，如莲子、银耳、沙参、西洋参、杏仁、川贝母等，对缓解秋燥多有良效。如莲子银耳雪梨汤，此汤可以作为日常防秋燥的膳食，对于缓解燥热咳嗽很有效。百合粥具有润肺止咳、清心安神之功效。太子百合养肺汤具有益气生津、润肺止咳的作用。

雪梨汤做法：莲子 20g，银耳 10g，雪梨 1 个，冰糖适量，将莲子、银耳洗净，雪梨去皮去核后切片，三者一同放入锅中，加清水适量，煮至莲子熟透、汤汁浓稠时服食。

百合粥做法：鲜百合、粳米同煮，加白糖适量温服。

太子百合养肺汤做法：太子参 25g，百合 15g，罗汉果 1/4 个，猪瘦肉 250g。前三者一同放入锅中，加清水适量熬煮半小时，取汁。将瘦肉切片入汤汁，煮熟喝汤吃肉。

三、秋季起居

（一）早睡早起

秋天，天高风劲，肺气收敛，睡眠应做到早睡早起。《素问·四气调神大论》曰："秋三月……早卧早起，与鸡俱兴……此秋气之应，养收之道也。"意思是说，秋季七、八、九月，阴气已升，万物果实已成，自然界一派容态平定的气象。秋风劲急，物色清明，肃杀将至。人们要早睡早起，即鸡鸣时起，使神志安逸宁静，以缓和秋季肃杀之气的刑罚；应当收敛神气，以应秋气的收敛清肃；神意不要受外界干扰，以使肺气清静，以应秋季收敛之气、调养人体"收气"的道理。在有条件的情况下，秋季最好晚上 8 点即入睡，或者每天保持 9~10 小时的睡眠时间。虽然秋季开始收敛，但是还不需要藏，因而不仅要早睡，还要注意早起，可以让人"神清气爽"。

（二）秋凉宜冻

秋季天气渐凉，秋季服饰提倡"秋冻"。所谓"秋冻"，通俗地说就是"秋不忙添衣"，有意识地让人体"冻一冻"。这样，避免因多穿衣服产生的身热汗出、汗液蒸发、阴津伤耗、阴气外泄等情况，顺应了秋天阴精内蓄、阴气内守的养生需要。此外，微寒的刺激，可提高大脑的兴奋性，增加皮肤的血流量，使皮肤代谢加快，机体耐寒能力增强，有利于避免伤风等病症的发生。当然，"秋冻"还要因人而异。若是老人、小孩，由于其生理功能差，抵抗力弱，进入深秋时也要注意保暖；若是气温骤然下降，出现雨雪，就不要再"秋冻"了，应根据气候变化及时添加衣服。

四、秋季运动

金秋时节，天高气爽，是运动锻炼的好时机。在秋天"养收"的时候，因人体的生理活动也随自然环境的变化处于"收"的阶段，阴精阳气都处在收敛内养的状态，故运动养生也要顺应这一原则，即不要做运动量太大的项目，以防汗液流失，阴气伤耗，尤其是老年人、小儿和体质虚弱者。随着天气逐渐转冷，运动量可适当增加，在严冬来临之前，体质会有明显提高，大大增强抗寒耐冻的能力。提倡具体运动有以下两项。

（一）登山远眺

秋高气爽，登山远眺是　项较好的运动。登山有益于身心健康，可增强体质，提高肌肉的耐受力和神经系统的灵敏性。在登山过程中，人体的心跳和血液循环加快，肺通气量、肺活量明显增加，内脏器官和身体其他部位的功能得到锻炼，有效抵御秋燥肃杀之气的侵犯。登高远眺，放飞心情，坚定意志，陶冶情操，正如"秋叶风吹黄飒飒，晴云日照白鳞鳞。归来得问茱萸女，今日登高醉几人"。此外，高山森林，空气清新，负离子含量高，置身于这样环境中显然心情愉悦舒畅。

（二）平衡运动

秋季运动重点关注一些平衡的运动方法，如选择太极拳、八段锦。其动作轻缓柔和自然，连贯协调，左右平衡，以意领气，是平衡人体阴阳脏腑的好方法。或选用平地倒走锻炼，倒走是一种反序运动，能刺激前行时不常活动的腰背及下肢肌肉，促进血液循环，提高机体的平衡能力，同时又因倒走是人体的一种不自然运动，迫使人们在锻炼时精神集中，可训练神经的自律性与控制力，提高大小脑的平衡能力，对防治秋季常见的焦虑、忧郁等不良情绪有良好的效果。还可以选择冷水浴，秋天气温逐渐降低，反其气候而行之，用冷水刺激肌肤，使大脑调动全身各系统，加强人体对寒冷的适应能力，提高血管弹性平衡，增强人体对疾病的抵抗力。

五、秋季养肺

秋季养生，重在养肺。秋季内应于肺，肺在志为忧，悲忧易伤肺。肺气虚，则机体对不良刺激耐受性下降，易生悲忧情结。秋高气爽，秋天是宜人的季节，但草枯叶落，花木凋零，某些人见此常有凄凉、垂暮之感，产生忧郁、烦躁等情绪变化。秋季养生首先要培养乐观情绪。保持神志安宁，以避肃杀之气；收敛神气，以适应秋天容平之气。我国古代民间有重阳节登高赏景的习俗，也是养收之一法，登高远眺，可使人心旷神怡，一切忧郁、惆怅等不良情绪顿然消散，是调节精神的良剂。

秋季养肺还在于秋季天气转凉，冷空气到来后，最容易刺激呼吸系统，加上抵抗力减弱，就给病菌以可乘之机，极易使人伤风感冒。扁桃体炎、气管炎、鼻炎和肺炎，在老人与儿童中尤其多发。秋季养肺的方法很多，主要有中药调理、饮食调补等。日常生活中的饮食调补是最基本的养肺之法。常用养肺的食物有梨、大枣、柑橘、柿子、百合等。梨有清热解毒、润肺生津、止咳化痰等功效，可生食、榨汁、炖煮或熬膏，对肺热咳嗽、麻疹及老年咳嗽、支气管炎等都有较好的治疗效果，若与荸荠、蜂蜜、甘蔗等榨汁同服则效果更佳。大枣能养胃和脾、益气生津，有润心肺、补五脏、治虚损等功效，常用于治疗肺虚咳嗽、烦闷不眠等症，是一味用途广泛的滋补良药。柿子有润肺止咳、清热生津、化痰软坚之功效。生食鲜柿，对肺痨咳嗽、咳嗽痰多、虚劳咯血等症都有良效。红软的熟柿，可治疗热病烦渴、口干唇烂、心中烦热等症。饮食调补还可以多吃些百合汤、梨汁、藕汁、生姜汁、梨粥等。除了饮食，按摩疗法也可养肺。不少人的鼻腔对冷空气过敏，秋季一到便容易伤风、流涕。经常按摩鼻部可缓解这种症状。每天睡前或起床前，平卧于床上，用腹式呼吸法，深吸气、再吐气，反复做20~30次，有助于锻炼肺部的功能。

六、节气养生

秋季是夏季到冬季的过渡季节，农历为7月立秋到9月立冬，公历为9~11月，平均气温为10~22℃。从立秋开始，到立冬之日止历经立秋、处暑、白露、秋分、寒露、霜降六个节气，其中的秋分为季节气候的转变环节。立秋气候特征：气候渐变，人体仍感觉燥热难忍。处暑气候特征：暑热余威明显，但气温开始慢慢转凉。白露气候特征：暑气渐消，白天气温适宜，夜间气温较低。秋分气候特征：逐渐昼短夜长，每场秋雨都会带来明显降温。寒露气候特征：热冷交替明显，人体阳气渐退，阴气渐生。霜降气候特征：天气时有反复，人体逐渐感觉季节的肃杀和萧瑟。因秋季不同节气有不同气候特点，其养生亦各具特点，以下从饮食、起居、运动几方面进行讨论。

（一）立秋养生

1. 饮食调理　立秋是凉爽季节的开始，天气转凉，胃肠容易受寒，抵抗力下降，饮食要防止继续大量生食瓜类水果，易引起胃肠道疾患。立秋后如果再大量生吃瓜果，势必更助湿邪，损伤脾阳，脾阳不振不能运化水湿，腹泻、下痢、溏便等急性胃肠道疾病就会随之发生。

初秋天气，夏火未消，秋燥又来。在不能大量生吃瓜果的情况下，为了祛燥养阴，可以多喝滋润除燥的汤。其中豆类汤是首选。豆类不仅含有丰富的蛋白质，还具有健脾利湿的功能。如红豆汤、绿豆汤非常适合此节气养生。

2. 起居养生　立秋之时，自然界的阳气由疏泄转为收敛、闭藏。因此，起居作息也要随之调整。立秋前后，因为能量消耗较多，身体易出现疲软、困乏等状况，要合理安排睡眠，做到早睡早起。

立秋之后，秋高气爽，这时气温、水温与人体体温比较接近，冷水对人体的刺激较小，此时开始冷水浴锻炼是最为适宜的。冷水浴有明显的保健作用：能使血管弹性增强；可以提高机体对冷刺激的适应能力，促进新陈代谢，提高免疫力；可以加强神经的兴奋功能，使得洗浴后精神爽快，头脑清晰。

3. 运动养生　在众多运动项目中，慢跑对于初秋养生好处多多：轻松慢跑，能够增强呼吸功能，可使肺活量增加，提高人体通气和换气的能力；能改善脑的血液供应和脑细胞的氧供应，减轻脑动脉硬化；可使体内的毒素等多余物质随汗水及尿液排出体外；适度慢跑还可以减轻心理负担，保持良好的身心状态。

（二）处暑养生

1. 饮食调理　处暑养生宜食鱼。鱼的种类繁多，味道鲜美，不仅营养价值极高，而且食用时还不加燥气。鱼肉中含有丰富的蛋白质，而且一般属于优质蛋白质，其中所含氨基酸的量和比值最适合人体需要，极易被人体吸收；鱼肉中还含有丰富的维生素 B_1、核黄素、烟酸、维生素 D 和一定量的钙、磷、铁等矿物质。

2. 起居养生 我国自古就流传着"春捂秋冻，不生杂病"的养生保健谚语，处暑之后，要正确领会"薄衣御秋寒"，应该尽可能晚一点添衣服，能穿短袖衬衫，尽量不要穿长袖，能穿单衣，尽量不要加外套。

秋风萧瑟，万物收藏，处暑时节要保持充足的睡眠，顺应气候与人体的双重需要，一方面是由于气候变得凉爽正适合睡觉，另一方面也正好弥补了之前因天气炎热而导致的睡眠不足，满足了人体需要。

3. 运动养生 处暑宜多做腹式呼吸，秋三月内应于肺，腹式呼吸运动就是养肺的有效方法。所谓腹式呼吸就是把气深吸到腹部，让腹部凸起，吐气时压缩腹部使之凹入的呼吸法。运用腹式呼吸进行呼吸，肺能完全被使用，从而让体内充分取得气的功能，同时也摄取足够的氧气，既能净化血液，又能促进脑细胞活性化。

处暑季节人体的柔韧性和肌肉的伸展度下降，因此不应做剧烈运动，太极拳是我国历史悠久的保健功法，是一种舒缓的保健方式，不但可以很好地舒展肢体、锻炼筋骨，还可以避免运动损伤，尤其对中老年人大有裨益。

（三）白露养生

1. 饮食调理 白露节气为典型的秋季气候，预防秋燥仍是养生重点。白露饮食仍应以润肺生津、养阴润燥、健脾和中为原则。亦可多食粥，如梨子粥、芝麻粥、菊花粥。

到了秋季，成熟的葡萄陆续上市。葡萄是果中之珍品，名列世界四大水果之首。葡萄不仅味道甜美，营养丰富，还具有很高的药用价值。中医学认为，葡萄性平、味甘酸，入脾、肺、肾三经，能生津止渴、补益气血、强筋骨、利小便。白露多食葡萄，可健脾、益气、健脑、强心。

2. 起居养生 白露节气开始转凉，夜间及早晚气温低，正午时天气仍然很热，是秋天日温差最大的时候。古人有"白露勿露身，早晚要叮咛"的提示，提醒人们在白露时节睡觉时不要再把身体裸露在外，要注意盖被保暖，夜间起来和一早一晚也要注意及时添加衣服。

此节气"秋乏"依然明显，所以还要适当午睡，可以恢复精神，解除秋乏困扰，有助于养生。

3. 运动养生　白露时节运动重点仍在于养肺，跳有氧健身操可以增强人体吸入、输送与使用氧气的耐久性运动，它通过提高呼吸深度，增加每次呼吸的气体交换量，来增加肺活量，提高机体水平，从而可以增强肺部的生命力，对呼吸系统有良好的影响。

（四）秋分养生

1. 饮食调理　秋分按农历，刚好是秋季 90 天的中分点，阳光几乎直射赤道，昼夜相等。也就是说此节气阴阳平衡，不冷不热。饮食上也要做到阴阳平衡，要因人而异，根据自身身体状况调理好饮食平衡。如对于那些阴气不足、阳气有余的人，应忌食易上火及大补之品；对胃寒的人应忌食生冷食物。

秋分时节仍多燥，且为"凉燥"，要多吃一些清润、温润为主的食物，如芝麻、核桃、乳品、雪梨、甘蔗等，以滋阴、润肺、养血。辛辣之食尽量少食。

2. 起居养生　秋分时节，秋风送爽，已经真正进入秋季。气温下降，且空气十分干燥，人们出汗量减少，因此，可以相对减少洗澡的次数，且洗澡时不宜用过热的水。洗澡时选用的浴液最好是弱碱性的，中性的最好。

秋分时节的气温下降也是导致胃病多发的原因，所以要注意胃部保暖。随气候的变化要适时加衣，不可盲目脱衣；睡觉时要盖好被子，晚上睡觉时不要露出肚子，否则极易使寒邪从肚脐进入人体。

3. 运动养生　秋分以后，正是锻炼身体的黄金时节，适当参加体育锻炼，不仅可以调心养肺，还有利于增强各组织器官的免疫功能和身体对外部寒冷刺激的抵御能力。而且秋分时节正是看万山红遍、层林尽染的大好时机，应走出房门，奔向大自然，参加多样的户外运动，如登山远足、骑自行车郊游等。

（五）寒露养生

1. 饮食调理　寒露时节起，雨水渐少，天气更加干燥，最大的气候特点便是"燥"邪当令，最容易伤肺、伤胃。所以此节气饮食要养阴防燥、润肺益胃。少食辛辣刺激、香燥、熏烤类食物，多食用银耳、萝卜、莲藕、苹果等具有益胃生津的食物，同时多食用鸡、鸭、牛肉、猪肝、鱼、虾、大枣、山药等，以增强体质。

2. 起居养生 寒露来临之后，气温进一步下降，天气由凉转寒，穿着要相应调整，总的要求是一方面要宽松舒展，另一方面要柔软保暖。有些人天气一寒冷就穿上了高领毛衣，这些紧身衣物会使颈部血管受到压迫，使输送到脑部和眼部的营养物质减少，所以宜以宽松舒适的运动服为佳。

3. 运动养生 寒露时节人体的柔韧性和肌肉的伸展度较之春夏季节有所下降，人们普遍感觉身体比较僵硬，而瑜伽健身方法可以通过扭转、伸展、弯曲等动作，渐渐拉长韧带与肌腱，使人的关节和四肢变得灵活、柔软。

（六）霜降养生

1. 饮食调理 霜降是秋季的最后一个节气，秋风萧瑟，气温急速下降，人体的生理也随着节气的转化而发生变化。因此，霜降后饮食也要随时变化，以适应养生的需要。霜降可多食甘平类的食物，可以增强脾的活动，使肝脾活动协调。同时还应当注意润补，可多食新鲜的瓜果蔬菜，如梨子、柿子、胡萝卜、菠菜、冬瓜、银耳、海带等。

深秋时节亦可适宜饮用青茶。青茶，即乌龙茶，属于半发酵茶，介于绿茶和红茶之间，青茶既有绿茶的清香，又有红茶的醇厚滋味，不寒不热，温热适中，有润肤、润喉、生津、消除体内积热的作用，可让机体轻松适应自然环境的变化。

2. 起居养生 霜降时起，防寒保暖应成为人们生活起居中的重点，尤其是冷空气来袭、气温骤降，或外出登山、游玩，要特意添加保暖性好的衣物，并保护膝关节、腰腹等，如有关节炎、腰腿痛的人可在必要时戴上护膝，有偏头痛和心脑血管疾病的患者可以戴上帽子等。

3. 运动养生 霜降时节，自然界阳气日衰，人体的代谢由盛转衰，开始进入低潮，此节气进行运动时，要特别注意动与静的合理安排，活动量不宜过大，不宜过度劳累，更不可大汗淋漓，以免阳气外泄、伤耗阴津。所以可每日步行锻炼，每日持久的步行锻炼能有效促进血液循环，提高吸氧能力，对改善肺功能和防治血管疾病很有帮助。

第五节　冬季养生

冬季是秋季到春季的过渡季节，农历为 10 ~ 12 月，公历为 12 ~ 2 月，从立冬之日起，至立春之日止，包括立冬、小雪、大雪、冬至、小寒、大寒六个节气，是一年中气候最寒冷的季节。严寒凝野，朔风凛冽，阳气潜藏，阴气盛极，草木凋零。蛰虫伏藏，以冬眠状态养精蓄锐，为来春生机勃发做准备。人体的阴阳消长代谢也处于相对缓慢的水平，《素问·四气调神大论》："冬三月，此谓闭藏，水冰地坼，无扰乎阳，早卧晚起，必待日光，使志若伏若匿，若已有得，去寒就温，无泄皮肤，使气亟夺，此冬气之应，养藏之道也。"因此，冬天养生之道应着眼于一个"藏"字。

一、冬季特性

冬季气候寒冷，寒气凝滞收引，易致人体气血不畅，从而使许多旧病复发或加重。特别是严重威胁生命的疾病，如中风、脑出血、心肌梗死等，不仅发病率增高，而且死亡率亦上升，所以冬季养生要注意防寒。冬季人体阳气收藏，气血趋向于里，皮肤致密，水湿不易从体表外泄，而经肾、膀胱的气化，少部分变为津液散布周身，大部分化为水，下注膀胱成为尿液，无形中加重了肾脏的负担，易致肾炎、遗尿、尿失禁、水肿等疾病。因此，冬季养生要注意肾的养护。

二、冬季饮食

（一）减咸增苦

冬应肾，肾味咸。冬季本就肾气偏旺，若再过食咸味，则肾气过旺，必致克伤心气，此即咸胜苦之意。因此，冬季宜少食过咸的食品，如咸菜、梅干菜、海带、紫菜等。少食咸，也必须减少食盐的摄入量，因冬季人体腠理闭塞，出汗减少，减少食盐摄入可以减轻人体肾脏的负担。适当吃一些苦味食品，苦味如心，具补心之功，可防咸味之克伐，《备急千金要方》云："冬七十二日，省咸增苦，以养心气。"《摄生消息论》云："冬月肾水味咸，恐水克火，心受病尔，故宜养心。"

（二）培补肾阳

冬季要多食平补温和之品。若食用过多辛燥大热之品，易生火扰阳，耗伤阴液，导致人体阴阳平衡失调。《寿亲养老新书》指出："冬月阳气在内，虚阳上攻，若食炙煿燥热之物，多有壅噎、痰嗽、眼目之疾。"

（三）宜吃萝卜

萝卜的营养价值自古以来就被广泛肯定，所含的多种营养成分能增强人体的免疫力。萝卜含有能诱导人体自身产生干扰素的多种微量元素，对防癌、抗癌有重要意义。萝卜中的芥子油和膳食纤维可促进胃肠蠕动，有助于体内废物的排出。常吃萝卜可降低血脂、软化血管、稳定血压，预防冠心病、动脉硬化、胆石症等疾病。冬季适当吃些萝卜，能消积化痰，调畅气机，防滋补碍胃。萝卜是冬令的节气菜，甘凉滋阴，民间有"冬吃萝卜夏吃姜，不劳医生开药方"之说。

（四）冬令进补

冬天以收藏为本，是一年四季中进补的最好时节。此时体内的新陈代谢处于相对缓慢的状态，进补使营养物质转化的热量能最大限度地储存，以滋养五脏四肢百骸。应遵循"秋冬养阴""无扰乎阳"的原则，宜食用滋阴潜阳、热量较高的膳食，例如谷类、羊肉、鳖、龟、木耳等食品，以保护阳气。由于冬季重于养"藏"，故冬季是进补最好的时机。进补的方法有食补与药补两大类。

1. 食补 冬季食补要多吃能增加热能供给的食物，如富含脂肪、蛋白质和碳水化合物的食物，包括肉类、蛋类、鱼类及豆制品等。注意补充矿物质，医学研究表明，矿物质有御寒功能，人怕冷与其体内缺乏矿物质有关。平时进食只要不偏食，就可以保证人体对钾、铁、钠等矿物质的需求。特别怕冷的人可多补充一些连根带皮的蔬菜。专家认为，这类蔬菜生长在土壤里，其根部和皮壳中含有大量的矿物质及营养素。《备急千金要方》设有"食治"专篇，食疗已开始成为专门学科，其中共收载药用食物 164 种，分为果实、菜蔬、谷米、鸟兽四大门类。

2. 药补 补益药有益气、养血、补阴、补阳药之不同。补气的药有人参、西洋参、党参、黄芪等。养血的药有熟地黄、当归、阿胶、首乌等。补阴的药物有麦冬、冬虫夏草、玉竹、石斛等。补阳的药有鹿茸、补骨脂、淫羊藿、巴戟天等。现在比较流行的药补法是采用中药膏方。膏方一般由 30～50 味的中药组成，且服用时间较长。因此，制订膏方应根据患者的疾病性质和体质类型，经辨证后配方制膏，一人一方，量体用药。

不论食补还是药补，均需辨证进行。脾胃功能正常者，消化吸收能力才好，进补才能有效，故对冬不受补之人，应在进补前先调理脾胃，等脾胃功能有所恢复时再进补；并需根据人体的体质、年龄、性别等具体情况分别对待。偏于气虚者，应益气健脾，宜食用黄芪炖母鸡、山药炖猪手、红枣糯米粥等；偏丁血虚者，应养血补虚，宜食用桂圆红枣羹、当归猪蹄汤等；偏于阴虚者，应滋阴填精，宜食用冰糖燕窝羹、百合银耳羹等；偏于阳虚者，应温肾助阳，宜食用虫草炖鸡、鹿茸酒等。进补有针对性，方能取效。

三、冬季起居

（一）早睡晚起

在寒冷的冬季里，不应当扰动阳气，要早睡晚起，日出而作，以保证充足的睡眠时间，以利阳气潜藏，阴精积蓄。冬属阴，以固护阴精为本，宜少泄津液，故冬"去寒就温"，预防寒冷侵袭是必要的，正如《备急千金要方·道林养性》中说："冬时天地气闭，血气伏藏，人不可作劳汗出，发泄阳气，有损于人也。"至于防寒保暖，也必须根据"无扰乎阳"的养藏原则，做到恰如其分。衣着过少过薄，室温过低，则既耗阳气，又易感冒。反之，厚衣重裘，向火醉酒，烘烤腹背，暴暖大汗则皮肤汗孔开泄，阳气不得潜藏，寒邪亦易于入侵。冬季节制房事，养藏葆精，对于预防春季温病，具有重要意义，如《素问·金匮真言论》云："夫精者，身之本也，故藏于精者，春不病温。"

（二）衣服气候

冬天穿衣要重视"衣服气候"。所谓"衣服气候"，指穿的衣服表面温度大约在零摄氏度，而衣服里层与皮肤间的温度始终保持在 32~33℃，这种理想的"衣服气候"，可在人体皮肤周围创造一个良好的小气候区，缓冲外界寒冷气候对人体的侵袭，使人体维持恒定的温度。具体措施：老年人生理功能下降，皮肤老化，血管收缩较差，加上代谢水平低，衣着以质轻又暖为宜。青年人代谢能力强，自身调节能力比较健全，对寒冷的刺激，皮肤血管能进行较大程度地收缩来减少体热的散失，穿衣不可过厚。婴幼儿则不同，其身体较稚嫩，体温调节能力低，应注意保暖。但婴幼儿代谢旺盛，也不可捂得过厚，以免出汗过多，影响健康。

四、冬季运动

冬天气候寒冷，许多人不愿意参加体育运动。冬季坚持户外运动，不仅能使人体大脑保持兴奋状态，增强中枢神经系统的体温调节功能，还能提高人体抗寒能力。因此，冬天仍坚持户外运动的人很少患病，俗话说："冬天动一动，少闹一场病；冬天懒一懒，多喝药一碗。"事实证明，冬季多参与室外活动，使身体受到适当的寒冷刺激，可使心脏跳动加快，呼吸加深，体内新陈代谢加强，身体产生的热量增加，有益健康。适度的运动可增加身体的抗寒能力，增强对疾病的抵抗力。但是，冬季气候严寒，运动健身应注意防寒保暖，衣着要根据天气情况而定，避免在大风、大雪和大雾天气中锻炼身体。还需要指出，冬季早晨由于冷高压的影响，往往会发生逆温现象，即上层气温高，而地表气温低，大气停止上下对流活动，工厂、家庭炉灶等排出的废气，不能向大气层扩散，使得户外空气相当污浊，能见度大大降低，所以，在有逆温现象的早晨，在室外进行锻炼不如室内为佳。适宜冬季运动养生项目有以下三种。

（一）冬季长跑

长跑是一项全身性的锻炼项目，消耗能量较大，锻炼效果好，而冬季进行长跑锻炼好处更多，长跑能清理体内废物。冬季气温较低，长跑能刺激机体保护性反应，血液循环加快，加速脑部血液流量，提高大脑体温中枢调节能力，从而供给大脑更多的养分，使大脑愈加清醒。冬季坚持长跑，对大脑的记忆功能有增进作用。冬季长跑还能增强心血管系统和呼吸系统的功能，促进肌肉、骨髓、神经和各个脏器的健康工作，从而提高机体的抗病能力，最明显的效果就是预防感冒。冬季长跑对排泄系统有害物质也能起到一定的清洗作用。对不同程度的高脂血症以及血管硬化、冠心病、脑血管病等有着良好的预防作用。此外，长跑可使人情绪饱满乐观、心情舒畅，有助于增进食欲，长跑还能加强消化功能，促进营养吸收。在寒冷的天气中坚持长跑，有助于锻炼意志力。

（二）冬季滑冰

滑冰，亦称"冰嬉"，很多人认为滑冰是从外国传来的"洋玩意"。事实上，早在八九百年以前，我国就已经有了滑冰运动，不过，那时不叫滑冰，而称之为"冰嬉"。"冰嬉"包括速度滑冰、花样滑冰及冰上杂技等多种项目。《宋史》记载：皇帝"幸后苑，观冰嬉"。这项"冰嬉"运动延续了几个朝代经久不衰，到了清代已经成了民间普遍的文体娱乐活动。滑冰运动不仅能够锻炼增强人体的平衡能力、协调能力，以及身体的柔韧性，还可增强人的心肺功能，提高有氧运动能力。此外，滑冰还能有效地锻炼下肢力量，从而起到很好的减肥效果。

（三）冷水浴

冬季虽然以保暖防寒、顾护阳气为要，但也可进行适当的耐寒锻炼，以提高适应寒冷、防御外寒的能力。俗语谓"要想身体好，每天冷水澡"，适当进行冷水浴对健康确实有益，由于入水时皮肤血管收缩，血液内流，出水时则血液由内脏向皮肤流动，一定程度上促进血液循环。值得注意的是，此锻炼应因人而异，而且要循序渐进，切不可贸然进行冷水洗浴，特别是有心脑血管疾病的老人，更要量力而为，以免发生意外。

五、冬季补肾

《素问·四气调神大论》曰："冬三月……使志若伏若匿，若有私意，若已有得。"要求人们在冬季为了保证冬令阳气伏藏的正常生理不受干扰，首先要求精神安静，控制情志活动，养精蓄锐有利于来春的阳气萌生。冬天易使人身心处于低落状态，改变情绪低落的最佳方法就是活动，如慢跑、跳舞、滑冰、打球等都是消除冬季烦闷、保养精神的良药。

冬季性寒，"寒"是冬季气候变化的主要特点。中医学认为，寒为阴邪，易伤阳气。由于人体之阳气根源于肾，所以寒邪最易中伤肾阳。而肾是人体的根本所在，是人体生命活动的源泉，它滋五脏的阴气，发五脏的阳气。此时人体为抵御严寒，需要储存更多的能量和营养物质。因此，冬季到来时，营养物质在体内也最易吸收和储存，常言道"冬令进补，明春打虎"。可见，数九严冬，若欲御寒，首当养肾。

冬季补肾的方法有加强活动，生命在于运动，冬天天气寒冷，活动能够增加人体热量，促进血液循环，强身健体，益肾健身。要想长寿和身体强壮，每天晚上用温水泡脚是很好的方法，此法不仅能够促进血液循环，还能够增加身体热量，强身健体，益肾延寿。冬季补肾应多吃黑色食品，比如黑豆、黑木耳、黑芝麻，都是补肾强体的好食品，对男人性功能不足、体弱多病有很好的改善作用。冬季可以吃枸杞补肾，枸杞是上乘的滋补药，含有人体必需的各种营养成分，其中含蛋白质 20% 左右、脂肪 10% 左右、糖 40% 左右，剩下 30% 左右为无机盐和多种维生素，主治肝肾阴亏、腰膝酸痛、视力衰弱等症及糖尿病。枸杞宜加入粥中食用，也可以炖肉食补肾。

冬季应该多吃含热量较高的食物，如狗肉、羊肉、牛肉、鸡肉、兔肉等，还可以吃动物肾脏，起到以形补形的作用。冬季补肾可以进食栗子，栗子有"千果之王"的美称，还是益肾补气的"补药"。栗子主要功效为养胃健脾、补肾强筋，老少皆宜。现代医学研究发现，栗子所含的不饱和脂肪酸和各种维生素，有抗高血压、冠心病和动脉硬化的功效。脾胃虚寒者，可用栗子、大枣、茯苓、大米煮粥食用。无论是熬汤还是炒食，应细细咀嚼，连津液吞咽，可以达到更好的补肾效果。而栗子炖鸡，更适合脾虚怕冷之人，有益气补肾的功效。

六、节气养生

冬季是秋季到春季的过渡季节，农历为 10 ~ 12 月，公历为 12 ~ 2 月，从立冬之日起，至立春之日止，包括立冬、小雪、大雪、冬至、小寒、大寒六个节气，是一年中气候最寒冷的季节。立冬气候特征：气温迅速下降，人体需要消耗大量的热能来维持体温。小雪气候特征：天气常是阴冷晦暗，抑郁症病情容易加重。大雪气候特征：气温持续降低，哮喘进入高发期。冬至气候特征：冷空气活动频繁，人体阴气较重。小寒气候特征：常有寒潮暴发，会带来剧烈降温，易发生冻疮。大寒气候特征：冷空气刺骨，气候相当寒冷，心血管疾病高发。

（一）立冬养生

1. 饮食调理　立冬代表着冬季的开始，立冬之后，开始进入蔬菜的淡季，因此，往往一个冬季过后，人体会出现维生素 C 不足的状况，会导致人发生口腔溃烂、牙龈肿痛、大便秘结等症状。所以立冬之后应增加维生素 C 的摄入，多食柑橘、柿子、油菜、豆芽等富含维生素 C 的水果和蔬菜。

立冬以后还应注意混合饮食，古代医著很早就有"五谷为养，五果为助，五畜为益，五菜为充"的杂食思想，所以平时粗粮、细粮混杂吃，荤菜、素菜搭配吃。

2. 起居养生　立冬气温下降，人们最关心的是家里的温度够不够，而往往忽略了室内的湿度状况。冬季保持居室内的湿度是保证身体健康的关键，使用取暖器的家庭应注意用空气加湿器保持居室的湿度，或经常在地面洒水，以及经常用湿拖把拖地，还可以在取暖器的周围放盆水。

立冬时节睡前宜泡脚，中医学认为，人体的五脏六腑在脚上都有相应的穴位，用热水泡脚，可以刺激足部穴位，加速血液循环，调整脏腑，舒筋活络，从而达到强身健体、祛病除邪的目的。

3. 运动养生　立冬之后，气候逐渐寒冷，人体各器官系统的保护性也逐渐减弱，肌肉、肌腱和韧带的弹力都降低。因此，冬季在进行健身锻炼时，不管是在室内还是室外，都要循序渐进，做好充分的热身活动，如原地小跑、徒手操等，然后再投身健身运动中去。

如今，冬泳作为一项集空气浴、日光浴、冷水浴为一体的运动，已成为一种流行的健身方式。适度冬泳的确具有强身健体、抗衰延寿的作用。冬泳时，皮肤受冷水刺激，引起血管收缩反应，加速血液流通，能预防血栓的形成；冬泳使呼吸加深，肺活量加大，同时使心肌收缩力增强，从而增强人体的心肺功能；冬泳可以锻炼人的意志，提高神经系统、内分泌系统的调节能力和人体免疫力。

（二）小雪养生

1. 饮食调理 从小雪开始，天地闭塞而转入严寒的冬天，自然界阴盛阳衰，阴邪易伤人元气。此时要增加热量，提高糖类和脂肪的摄取量，增加一些"肥甘厚腻"的食品，如瘦肉、鸡蛋、鱼类、乳类、豆类及富含碳水化合物的食物。这些食物所含的蛋白质，不仅便于人体消化吸收，还富含必需的氨基酸，营养价值较高，可增强人体的耐寒和抗病能力。

2. 起居养生 小雪时节起居作息要顺应进入冬季后"阳消阴长"的自然规律，做到早卧晚起。但是，所谓"晚起"是说冬夜较漫长，不必天没亮就匆匆起床，并非倡导早晨睡懒觉，睡眠时间过长与失眠或睡眠不足一样，都有导致神经疲劳、体倦乏力、代谢率降低的危害。

小雪过后，冷气袭人，有些人为了防寒保暖整天门窗紧闭，这对健康非常不利。一方面，人体需要吐故纳新；另一方面，冬季很多疾病是通过空气传播的，如流行性感冒、流行性脑脊髓膜炎等。所以一定要定时开窗通风换气，使室内保持一定量的新鲜空气，减少病菌的滋生。

3. 运动养生 小雪天气寒冷，许多人不愿再参加体育活动，这种做法是不正确的。俗话说"冬天动一动，少闹一场病；冬天懒一懒，多喝药一碗"。此时，应做一些简单轻松、协调自然的健身操。

（三）大雪养生

1. 饮食调理 大雪之日，最好喝一些养生粥。营养专家提倡晨起服热粥，晚餐宜节食，以养胃气。特别是羊肉粥、糯米红枣百合粥、八宝粥、小米粥。

2. 起居养生 大雪时分，天气十分寒冷，有的人为了保温防寒，以为穿得越多越厚就会越暖和，睡觉时也总爱盖厚重的被子。这种做法是错误的，衣服穿得过厚，会抑制体温调节功能的适应性，减弱御寒能力，而且厚重的棉被容易压迫胸部，会影响人的呼吸活动，减少肺的呼吸量。此外，盖上厚重的棉被，被窝里的温度就会升高，如果被窝里的温度太高，人的机体代谢旺盛、能量消耗过大、汗液排泄增多，就会烦躁不安、头昏脑涨。因此，在寒冷的冬天，穿衣和盖被的厚度都要适宜，不要为了保暖而过于追求厚度。

3. 运动养生 冬季遇上风雪天气，户外活动难以进行时，可以利用楼梯进行一些简单的锻炼。据有关资料统计，普通人用正常的速度爬楼梯，每10分钟约消耗921千焦的热量，下楼的热量消耗是上楼的1/3。爬楼梯时消耗的热量比静坐多10倍、比散步多4倍，所以说，冬季楼梯运动完全可以起到锻炼目的。

（四）冬至养生

1. 饮食调理　冬至时节宜多食黑色食品，肾与冬相应，黑色入肾。黑色食品可补养肾气。如黑米可益中补虚、健脾暖肝；黑豆、黑芝麻中的营养素可降低胆固醇，有助于维护正常的血液循环；黑木耳中丰富的铁质可改善贫血怕冷症状；海带、紫菜、发菜富含褐藻胶、碘、钙等成分，有助于软化血管，改善血液循环及促进甲状腺激素的合成与分泌。

2. 起居养生　冬至气温低，但是很多女性朋友为了魅力和线条美，常常着装偏少，甚至穿裙了过冬，这一习惯对健康非常不利。在寒冷潮湿的冬季穿裙装，双腿会出现发凉、麻木、酸痛等症状，尤其是那些皮下脂肪偏少的人，更容易被寒冷空气冻着，引发关节疾病。此外，女性下体长期遭受冷空气侵袭后，还容易引发一些妇科疾病。

3. 运动养生　倒走是一种非常有益的健身方法。倒走时，腰身需要挺直或略后仰，这样脊椎和腰背肌将承受比平时更大的重力和运动力，使向前行走得不到充分活动的脊椎和腰背肌受到锻炼，有利于气血调畅。

（五）小寒养生

1. 饮食调理　从小寒开始，气候开始进入最冷的时期，人们宜进食增温御寒的食物，羊肉就是祛寒温补的肉食。《本草纲目》载："羊肉补中益气，性甘，大热。"对阳虚者来说，吃点羊肉可以帮助生火，改善怕冷的感觉，从而增强体质。

2. 起居养生　小寒时节，人们通常情况下不会忘记多穿衣裤，但是往往忽略了头部的保暖。中医学认为，如不注意头部保暖，很容易引发鼻炎、头痛、感冒、牙痛、三叉神经痛，甚至脑血管疾病。因此，寒冷的冬季人们出门，一定不要忘记戴上帽子，以确保头部的温暖。尤其是体质虚弱的老人，冬天在外出时更要注意头部保暖。

3. 运动养生　在寒冬季节，冬季长跑是一项最为普及的大众体育运动项目，深受各年龄段人们的喜爱。长跑可以使心肌收缩力加强，同时提高氧的吸收和运输效率，从而增强呼吸系统和心血管系统功能，提高人体耐寒能力及防病抗病能力。

（六）大寒养生

1. 饮食调理　大寒时节宜多食腊八粥，传统养生学认为，腊八粥具有健脾益肾、滋补虚损的功效。腊八粥的原料主要由多种米、豆、干果和坚果构成，豆中含有优质的植物蛋白，干果"浓缩"了诸多鲜果中的营养物质，坚果不仅含有丰富的蛋白质而且富含维生素 E 和多种微量元素。这些对于提高人体免疫力，延缓衰老都大有裨益。

大寒时节亦可饮红茶，红茶中含有丰富的蛋白质和糖，性味甘温，冬季饮用，可补益身体，蓄养阳气，散寒和胃，生热暖腹，提高人体对冬季气候的适应能力。

2. 起居养生　大寒时节，虽然天气寒冷，但仍要经常开窗，保持空气流通，尤其是患者的住所更应该注意经常通风。因为现代居室内建筑采用了不少含有放射性物质的材料，如大理石、黄岗岩、瓷砖等。如果长时间紧闭门窗，就会使室内放射性物质及二氧化碳浓度过高，从而使人头昏脑涨，郁闷不适。

3. 运动养生　严冬时节室外冰天雪地、气温极低，不适合过多的户外运动，有很多适合在室内做的事情。比如读书，读书能让人明智、静心、怡情，提高品位，心胸开阔、心平气和；抚琴下棋、书法绘画，这些和读书一样，是聚精会神、怡情静心的养生之法，可给中老年人的生活带来很多乐趣。

参考文献

［1］李光英，赵为民．浅谈情志养生［J］．中国中医药现代远程教育，2010，8（3）：3-4.

［2］和中浚，汪剑．从《内经》与道家"以静以养神"的关系看中医养生特色［J］．中华中医药学刊，2009，27（6）：1143-1145.

［3］罗卫芳．论养神的途径与顺时养神［J］．中国中医基础医学杂志，2008，14（6）：410-412.

［4］乔明琦，韩秀琴．情志概念与可能的定义［J］．山东中医药大学学报，1997，21（4）：258-262.

［5］赵宏波，陈家旭，姜幼明．情志致病研究进展［J］．中华中医药杂志，2013，28（9）：2683-2685.

［6］杨巧芳，孟庆刚．情志病的发生机制探析［J］．中华中医药学刊，2009，27（5）：949-951.

［7］滕晶，齐向华．中医情志致病学说浅谈［J］．中医药临床杂志，2007，19（3）：301-302.

［8］李炜弘，李松林，李世通，等．"恐则气下、怒则气上"的两极病机分析［J］．现代中西医结合杂志，2006，15（17）：2297.

［9］马晓北．调七情，重养神，治未病［J］．中国中医基础医学杂志，2008，14（11）：830-831.

［10］张丽霞，吴水盛．道家哲学与中医养生的和谐统一［J］．中华中医药学刊，2008（12）：2697-2699.

［11］天心见．在心灵的殿堂中忘记自己——儒家养生方集粹（续）［J］．中华养生保健，2002（8）：13-14.

［12］张河．中医"养神"概念在亚健康状态中的认识［J］．天津中医药，2007，24（4）：308-309.

［13］方磊平．道德健康人长寿［J］．养生大世界，2002，（12）：18.

［14］章德林．调息静坐养生历史发展及文献［D］．南京中医药大学，2013.

［15］徐正德．中医养生理论与实践［D］．南京中医药大学，2010.

［16］万全．中国医学大成续集·养生四要［M］．上海：上海科学技术出版社，2000.

［17］李先成，刘正荣．养生宝典［M］．成都：四川科技出版社，2000.

［18］蒋力生．医道寿养精编［M］．北京：华夏出版社，2009.

［19］任修瑾．道教养生之道［M］．兰州：甘肃文化出版社，2006.

［20］陈涤平．情志养生［M］．北京：人民卫生出版社，1999.

［21］刘占文，马烈光．中医养生学［M］．北京：人民卫生出版社，2007.

［22］郭海英．中医养生学［M］．北京：中国中医药出版社，2009.

［23］鄢行辉，王嵘．南少林秘传易筋经［M］．福州：福建科技出版社，2014.

［24］吕立江，邰先桃．中医养生保健学［M］．北京：中国中医药出版社，2016.

［25］谭兴贵．中医药膳学［M］．北京：中国中医药出版社，2004.

［26］王旭东．中医养生康复学［M］．北京：中国中医药出版社，2004.

［27］方立天．中国佛教哲学要义［M］．北京：中国人民大学出版社，2002.